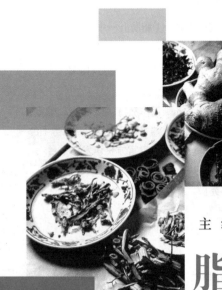

第3辑

中西医结合慢性病防治指导与自我管理丛书

主 编◉刘泽萱

脂肪肝

人民卫生出版社

图书在版编目（CIP）数据

脂肪肝 / 刘泽萱主编. —北京：人民卫生出版社，2018
（中西医结合慢性病防治指导与自我管理丛书）
ISBN 978-7-117-26899-8

Ⅰ. ①脂…　Ⅱ. ①刘…　Ⅲ. ①脂肪肝－中西医结合－
防治　Ⅳ. ① R575.5

中国版本图书馆 CIP 数据核字（2018）第 122413 号

| 人卫智网 | www.ipmph.com | 医学教育、学术、考试、健康，购书智慧智能综合服务平台 |
| 人卫官网 | www.pmph.com | 人卫官方资讯发布平台 |

脂肪肝

主　　编：刘泽萱
出版发行：人民卫生出版社（中继线 010-59780011）
地　　址：北京市朝阳区潘家园南里 19 号
邮　　编：100021
E - mail：pmph @ pmph.com
购书热线：010-59787592　010-59787584　010-65264830
印　　刷：三河市君旺印务有限公司
经　　销：新华书店
开　　本：787×1092　1/32　印张：5.5
字　　数：89 千字
版　　次：2018 年 8 月第 1 版　2019 年 7 月第 1 版第 2 次印刷
标准书号：ISBN 978-7-117-26899-8
定　　价：25.00 元

打击盗版举报电话：010-59787491　E-mail：WQ @ pmph.com
（凡属印装质量问题请与本社市场营销中心联系退换）

脂肪肝

主　编　刘泽萱

副主编　汪　燕　武建海　赵　红　陈聆玉

编　委　（按姓氏笔画为序）

万　鹏　邓丽君　包志霜　刘泽萱

孙　正　李惠婷　吴珍真　何　惠

汪　燕　陈聆玉　武建海　赵　红

蒋春香

前言

俗话说：人体能健康，全靠肝来帮。肝脏是人体最大的实质性脏器和消化腺，是人体的"解毒器"，正是有了它的辛勤工作，人们才能精神饱满、身体健康、想吃什么就吃什么。然而，这样一个重要的器官，却日益面临各种疾病的威胁，脂肪肝就是损害肝脏健康的重要因素。

随着人们生活水平的提高，我国脂肪肝的发病率明显升高，而且呈现从老年人向青壮年，甚至向青少年及儿童蔓延的势头。据统计，我国脂肪肝总患病率已超过10%。近年来中小学生肥胖者比例高达20%，其中58%伴有脂肪肝；50岁以上中老年人群脂肪肝的患病率更是高达28%。究其原因，绝大部分脂肪肝患者都喜欢肉食、甜点等高脂肪、高能量食物，久坐、熬夜、嗜酒、疏于锻炼等不良生活方式也是相关发病原因，导致肝细胞内甘油三酯积聚，最终形成脂肪肝。许多脂肪肝患者，特别是中老年患者的发病还与超重、高脂血症、高血压、糖尿病、高尿酸血症、睡眠呼吸暂停综合征、先天性脂质代谢异常、其他代谢综合征、滥用药物等有关。

临床上，按病因将脂肪肝分为酒精性脂肪肝与非酒精性脂肪肝，这两种脂肪肝都能够导致肝脏炎症性病变，并可能发展为肝硬化、肝癌。非酒精性脂肪肝是以胰岛素抵抗为中心环节的一种代谢综合征，更是2型糖尿病、动脉粥样硬化、心脑血管疾病、心肌梗死、脑卒中的重要预警信号。

预防是最好的治疗。脂肪肝属可逆性疾病，只要有正确的治疗和科学的生活方式，是可以恢复健康的。所以说，脂肪肝并不可怕，可怕的是不予重视。可喜的是，如今很多人都已经认识到脂肪肝的危害性，已开始预防，自觉改变可能诱发脂肪肝的不良生活习惯，调整饮食结构，加强有氧锻炼，努力让自己远离脂肪肝的侵扰。

本书共分为五章，基础知识导航包括脂肪肝的概念、自我诊断、发病；个人调理攻略包括脂肪肝的锻炼方法、饮食调理、中医药膳、常见误区等；名家防治指导包括中西医治疗、预防康复要点等；药食宜忌速查包括中西药物相互作用、禁忌药物、饮食宜忌等；医患互动空间以问答形式为主，解答脂肪肝常见相关问题。

　　本书以通俗易懂的文字和贴近生活的内容，从多方面、多角度宣传健康的生活方式，旨在增强大众对肝脏的关爱，普及脂肪肝的基本防治知识，提高大众自我保健意识。有健康才有幸福。希望本书能为脂肪肝的防治稍尽绵薄之力，为人民群众的幸福安康作出一些贡献。

编　者

2018年2月

目录

第一章　基础知识导航

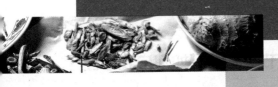

第一节 什么是脂肪肝

脂肪肝是指脂肪在肝脏过度沉积的临床病理综合征。正常每100g肝脏湿重含4～5g脂质，主要用于构成生物膜的脂质双层结构，其中，磷脂占50%以上，甘油三酯（TG）占20%，游离脂肪酸（FFA）占20%，胆固醇占7%，其余为胆固醇酯等。在肝组织切片中，仅肝星状细胞内有脂滴存在，而肝实质细胞内并无脂质蓄积。当肝内脂质含量超过肝脏湿重的5%，或肝脏组织切片光镜下每单位面积见30%以上的肝细胞有脂滴存在时，称为脂肪肝。

第二节 脂肪肝如何自我诊断

一、脂肪肝的早期信号

脂肪肝起病隐匿，常无明显症状，少数患者可出现乏力、右上腹轻度不适、肝区隐痛或上腹胀痛等非特异性症状。

二、哪些情况应警惕脂肪肝

1. 肥胖、糖尿病及高脂血症患者。

2. 长期大量饮酒者（每天饮酒40ml，连续5年以上），应高度警惕脂肪肝的存在。

3. 慢性病毒性肝炎患者，乙型肝炎病毒（HBV）及丙型肝炎病毒（HCV）感染者也应重视。脂肪肝是慢性病毒性肝炎的并发症之一，这一点往往易被患者及医生忽视，尤其是HCV的感染者更易发生肝细胞脂肪变性。可以通过B超、肝功能、血脂、血糖、乙肝两对半等检查来明确诊断。

4. 发现与肝病相关的临床症状，如食欲减退、体重下降、少量饮酒即感肝区不适、饮食稍有不慎会出现轻微腹泻、饭后腹胀、尿黄等，应及时去医院检查，及早发现脂肪肝。

三、脂肪肝的临床表现

不同病因引起的脂肪肝临床表现存在差异，轻度脂肪肝可无任何临床症状，中度或重度脂肪肝，特别是病程较长者症状较为明显。

1. 主要症状为食欲不振、恶心、呕吐、体重减轻、疲乏感、食后腹胀，以及右上腹或上腹部有疼痛感，且在食后及运动时更为明显。

2. 体格检查可见肥胖或消瘦，偶有黄疸，常见肝脏肿大、肝区疼痛及压痛，偶有脾肿大。如并发肝硬化者，可出现肝硬化的临床表现。重度脂肪肝患者可有腹水和下肢水肿，有低钠血症和低钾血症。脂肪肝患者可伴有多种维生素缺乏的症状，如周围神经炎、口炎、口角炎、皮肤瘀斑、角化过度等。

3. 实验室检查：丙氨酸转氨酶（ALT）正常或升高；甘油三酯升高；血清γ-谷氨酰转肽酶活性升高。

超声与CT：B超显示肝脏增大，实质呈致密的强反射光点，深部组织回声衰减。CT扫描显示肝密度比其他实质脏器低下。

在B超引导下进行穿刺，抽吸少量肝组织活检，通过活检组织纤维镜下观察可以明确脂肪肝的病变程度、类型、有无合并脂肪性肝炎和肝纤维化。

4. 脂肪肝的临床表现与肝脏脂肪浸润的程度成正比，当肝内过多的脂肪被移除后症状可消失。

第三节 脂肪肝发病情况知多少

一、发病率高

本病为一种常见多发病，以中老年、肥胖、嗜酒者、糖尿病患者为多见。脂肪肝的高危人群有肥胖者，特别是向心性肥胖者；糖尿病患者，特别是成年2型糖尿病患者；长期大量饮酒者；高脂血症患者，特别是血甘油三酯增高者；长期服用损肝药物者；以及有肥胖症、糖尿病和脂肪肝家族史的个体。

二、脂肪肝的病因

脂肪肝不是独立疾病，由多种原因导致，引起肝内脂肪蓄积的原因很多，常见原因包括营养失调、大量饮酒、糖尿病、肝炎、代谢和内分泌障碍（甲状腺功能亢进、长期糖皮质激素治疗、库欣综合征）、高脂血症、饥饿、高脂肪低蛋白饮食、蛋白质－能量营养不良、静脉高能营养治疗、小肠改道手术，以及服用四环素、四氯化碳、黄磷和胺碘酮等药物，或工业毒物、肝炎病毒感染（特别是丙型肝炎病毒感染）、妊娠急性脂肪肝、瑞氏综合征，以及一些慢性感染与炎症等（如炎性肠病、结核病）。

在不同时期、不同国家和人群中，脂肪肝的病因、临床表现和预后不一。比如在上世纪五六十年代，我国农村居民中以营养不良性脂肪肝尤为多见。近年来，随着经济水平的提高，脂类食物摄入和饮酒增多，肥胖、糖尿病、高脂血症已成为发达地区脂肪肝的主要病因，而我国北方和少数民族地区脂肪肝则主要由于长期大量饮酒引起。有时某一患者可同时存在几种病因，例如饮酒、肝炎病毒感染、体重过重及药物等因素并存。究其原因，酒精性脂肪肝病因单纯，就是长期过量饮酒或伴有营养不良（不均衡），而非酒精性脂肪肝病因要复杂得多。临床上还有其他类型的脂肪肝，包括妊娠急性脂肪肝、主要发生于儿童的内脏脂肪变性综合征以及药物或中毒因素引起的脂肪肝。虽然这些类型在临床上较为少见，但往往起病急、病情凶险、病死率高，因此必须引起重视，加强认识，做到早诊断、早治疗，下面进行详述。

1. 长期酗酒

酒精是损害肝脏的第一杀手，酒精进入人体后，主要在肝脏进行代谢，酒精对肝细胞的毒性使肝细胞对脂肪酸的分解和代谢发生障碍，引起肝内脂肪沉积造成脂肪肝。在我国，北京地区嗜酒者在一般人群中的比例高达14.3%。所谓嗜酒，即女性饮酒量 > 40g/d 或男性 > 80g/d（亦有认为国人标准应该减半），饮酒史持续5年以上。流行病学研究表明，嗜酒一直是欧美国家脂肪肝和肝硬化最常见的病因，约57.7%的嗜酒者并发脂肪肝，其原因除考虑酒精本身及其代谢产物所致外，慢性酒精中毒伴随的营养不良等亦可能参与发病。

此外，健康人短期内大量饮酒（每日100~200g，持续10~12日）也可诱发脂肪肝。

2. 营养不良

营养不良根据其临床表现可分为消瘦型、水肿型和混合型。

（1）消瘦型：又称营养不良性消瘦，主要因能量严重不足所致，以体重下降为特征。脱水、酸中毒及电解质紊乱常是致死原因，尸检可见全身组织器官萎缩，但无水肿及脂肪肝。

（2）水肿型：又称恶性营养不良，多为饮食中蛋白质摄入不足所致，以全身水肿和生长发育迟缓为特征。主要见于非洲和南亚以淀粉类食物如白薯为主食的儿童，可出现肝细胞大泡性脂肪变和纤维化，但不会进展为肝硬化。

（3）混合型：即蛋白质和热量均缺乏的营养不良，也可发生肝细胞大泡性脂肪变。营养不良性消瘦和恶性营养不良的比例约为9:2，不过单纯性蛋白质或能量缺乏的营养不良极为少见，多表现为两者同时缺乏，即呈现混合型蛋白质和能量缺乏，病理上可出现程度不等的脂肪肝。因此，营养不良性脂肪肝主要与饮食中蛋白质摄入量不足有关。此外，摄入氨基酸不平衡的食物，如缺乏合成载脂蛋白所必需的氨基酸，如精氨酸、亮氨酸、异亮氨酸等，也可诱发实验动物的肝细胞脂肪变性。

3. 肥胖

长期摄入过多的动物脂肪、植物油、蛋白质和碳水化合物，过剩的营养会转化为脂肪储存起来，导致肥胖、高脂血症和脂肪肝。肝脏 B 超显示，约 50% 的肥胖症患者并发脂肪肝，而施行减肥手术的肥胖症患者肝组织学无明显改变者仅占 10%，30% 呈现不同程度的单纯性脂肪肝，30% 为脂肪性肝炎，25% 并发肝纤维化，1.5%～8% 已发生或即将发生肝硬化。部分患者尽管体重未达肥胖标准，但其腹部内脏脂肪明显增加，表现为腰围或腰围与臀围之比增大，或腹壁皮下脂肪厚度 > 3cm，也可出现脂肪肝。

此外，肥胖者短期内体重波动过大（包括体重骤减 > 5kg/月）以及消瘦者短期内体重增长过快也易诱发脂肪肝。

病毒性肝炎后脂肪肝主要与恢复期患者不适当增加营养和过分限制活动导致短期内体重明显增加有关。

肥胖者行空回肠旁路手术引起的脂肪肝部分是因蛋白质－热量摄入不足使肠道菌群紊乱所致，肝细胞脂肪变性可能位于小叶中心区，某些患者可发生脂肪坏死和肝内炎症，并可进一步发展为肝硬化和肝衰竭。恢复肠道连续性则脂肪肝可以逆转。

4. 糖尿病

糖尿病是一种常见的以葡萄糖利用不良和血糖升高为特征的糖代谢紊乱性疾病。近年来，由于生活水平的提高，糖尿病的患病率在成人中已高达10%。其中1型糖尿病占5%～10%，而90%以上患者为2型糖尿病。肥胖和运动不足是2型糖尿病的重要发病因素，尽管60%～80%的2型糖尿病患者肥胖，但仅不到15%的肥胖者可发展为2型糖尿病，其脂肪性肝炎以及肝硬化和肝癌的发生率较不伴糖尿病者高2～3倍。临床上，约40%的2型糖尿病患者合并脂肪肝，且大多数为中度或中度以上脂肪肝，接受胰岛素治疗者脂肪肝的发生率增加，若出现脂肪坏死，则继之可形成肝硬化，亦有发生局灶性脂肪肝的报道。而1型糖尿病近4.5%的患者合并脂肪肝。

5. 工业毒物

工业毒物可经皮肤、消化道、呼吸道进入机体导致肝脏损害。环境内的毒物包括：矿产品，工业生产过程中的产物，以及自然界中存在的各种亲肝毒物。苯、二氯乙烷、二氯乙烯、钡盐等可引起单纯性脂肪肝。无机砷、溴苯、四氯化碳、双对氯苯基三氯乙烷、磷、铬等可引起肝细胞坏死和脂肪变性。病变过程各异，病变程度可轻可重，严重者甚至出现肝、肾衰竭。预后主要取决于毒物的种类及剂量。

6. 生物致病因素

生物性致病因素是肝病较常见的原因，主要包括各种病毒和细菌等病原微生物及寄生虫感染，但这些致病因素主要引起肝细胞变性坏死及炎症浸润，由肝炎病毒引起的病毒性肝炎是最常见的原因。近年来研究发现，丙型肝炎病毒、丁型肝炎病毒感染可分别引起大泡性和小泡性肝细胞脂肪变性为主的肝组织学病变。肺结核、败血症等一些慢性细菌感染性疾病，以及营养不良、缺氧及细胞毒素损害等因素均可导致肝细胞脂肪变性。

此外，各型病毒性肝炎恢复期以及慢性病毒性肝炎患者均可因体重增长过快诱发"病毒性肝炎后脂肪肝"。

7. 其他

其他因素如精神因素、心理因素、妊娠等，也可诱发脂肪肝。遗传因素如肝豆状核变性、β-脂蛋白缺乏症、半乳糖血症、糖原贮积病、果糖不耐受、高酪氨酸血症、乙酰辅酶A脱氢酶缺乏等可引起肝细胞大泡性脂肪变。而先天性尿素循环缺陷、遗传性线粒体脂肪酸氧化缺陷等则可引起肝细胞小泡性脂肪变。

此外，肥胖、2型糖尿病、原发性高脂血症等，易发生脂肪肝疾患。

总之，能引起脂肪肝的病因很多，脂肪肝的发病可以由一种病因引起，也可由多种病因同时或先后作用引起。在脂肪肝的发生发展过程中，致病因素也能发生新的变化，因此要具体分析。早在1844年，Rokitansky和Budd等人发现肥胖相关性脂肪肝，其后酒精被认为是脂肪肝的主要病因，但在营养不良性疾病，特别是结核病患者中也常伴有脂肪肝，直到19世纪末，才发现糖尿病通常伴有脂肪肝。尽管检测手段不断进步，但迄今仍有20%的脂肪肝不能明确病因，酒精中毒、肥胖和糖尿病是脂肪肝的三大病因，营养不良性脂肪肝仅流行于部分经济落后地区，遗传因素引起的代谢性脂肪肝非常少见。

三、哪些人容易得脂肪肝

脂肪肝的发病率近几年在欧美和我国迅速上升，成为仅次于病毒性肝炎的第二大肝病。在某些职业人群中（白领人士、出租车司机、职业经理人、个体业主、政府官员、高级知识分子等），脂肪肝的平均发病率为25%；肥胖人群与2型糖尿病患者中，脂肪肝的发病率为50%；嗜酒和酗酒者脂肪肝的发病率为58%；在经常失眠、疲劳、不思茶饭、胃肠功能失调的亚健康人群中，脂肪肝的发病率约为60%。近年来脂肪肝患病人群年轻化，平均年龄只有40岁，30岁左右的患者也越来越多。45岁以下男性脂肪肝患病人数明显多于女性。

1. 男性

研究显示，28384例体检者中男性脂肪肝检出率为29.7%，而女性脂肪肝检出率为11.7%，可能与男性饮食量多，喜食高脂肪食物及嗜酒有关。

2. 嗜酒者

临床上酒精性脂肪肝最多见。若每日饮白酒80～120g或者8瓶啤酒，持续10年以上者，有90%的人患脂肪肝。若健康成年人两周内大量饮酒，折合酒精量 > 80g/日，可诱发酒精性脂肪肝。

3. 肥胖者

日本和我国上海资料中均发现：近15年来，随着超重和肥胖及相关疾病的增多，成年人脂肪肝的患病率迅速增长。原来无脂肪肝者可能因为新近体重增加2kg左右，B超检查诊断为脂肪肝；原来已诊断为脂肪肝者可因体重下降3kg左右而B超和化验检查显示脂肪肝明显减轻甚至消退。

世界卫生组织为亚洲成人制定了BMI[体重指数=体重（kg）/身高^2（m^2）]标准，规定亚洲人的BMI在23～25kg/m^{2}即为超重，BMI > 25kg/m^{2}即为肥胖。

4. 妊娠者

妊娠者可因持续恶心和频发呕吐，产生水、电解质平衡紊乱及营养缺乏和新陈代谢障碍，并发局灶性肝细胞坏死和胆汁淤积或轻度大泡性脂肪变。

在无其他原因存在的情况下，妊娠期体内激素紊乱、缩血管物质增多及脂肪酸氧化障碍等可能与肝小叶中央区重度肝细胞小泡性脂肪变有关。

5. 内分泌和代谢疾病患者

如皮质醇增多症、甲状腺功能减退症、高尿酸血症、高脂血症和糖尿病等，其中以2型糖尿病和高脂血症与脂肪肝的关系最为密切。

糖尿病最常见，糖尿病的程度、胰岛素水平高低、治疗过程中有无严重的并发症等对脂肪肝的形成均有一定的影响。其机制可能为：

（1）胰岛素分泌不足，使肝脏合成脂蛋白减少，不能形成足够的极低密度脂蛋白，使在肝脏中合成的脂肪不能及时外运，造成脂肪在肝脏大量堆积。

（2）胰岛素缺乏，脂肪组织动员增加，游离脂肪酸释放增多，被肝细胞摄取后氧化成乙酰辅酶A。当肝细胞内乙酰辅酶A过多而超过肝脏氧化能力时，一部分会生成酮体，另一部分可重新合成脂肪酸，形成甘油三酯沉积于肝脏。

（3）糖尿病时，肝脏对糖的利用减少，释放增加，也会易发脂肪肝。

（4）糖尿病伴肥胖引起的脂肪肝，由于乙酰辅酶A脱羧酶及脂肪酸合成酶的活力增加，在肝内促进葡萄糖合成脂肪酸的作用下，甘油三酯产生增多，甘油三酯在末梢组织中由脂蛋白酶作用转化为脂肪酸，这个作用过程有胰岛素依赖性。

（5）糖尿病伴高血压、高血脂、微血管病变加重了肝脏的损害，加速脂肪肝的形成。2型糖尿病和高脂血症患者，非酒精性脂肪肝检出率分别为28%～55%和27%～92%。多种代谢紊乱并存者，检出率更高。

6. 肝炎病毒感染者

病毒性肝炎是由多种肝炎病毒引起的以肝细胞损害为主的一组传染病，包括甲、乙、丙、丁和戊型肝炎。病毒性肝炎患者在病程中，有的可合并脂肪肝，其原因主要是急性病毒性肝炎恢复期较慢性肝炎患者进食多而缺乏运动，导致摄入的热量超过身体所需，进而转化为脂肪储存于体内，在肝脏中积存则表现为脂肪肝。病毒性肝炎患者肝脏利用脂肪的能力低下，同时趋脂因素缺乏使脂肪对外转移减少，体内轻度的脂肪增加即可导致肝细胞脂肪变性。加之治疗肝炎时长期大量口服或静脉注射葡萄糖，采用高热量高糖饮食以及过分限制体力活动，使短期内体重快速增加和发生脂肪肝，这种伴随于体重过重和肥胖的脂肪肝常称肝炎后脂肪肝。

另外，肝炎病毒，尤其是丙型和丁型肝炎病毒可通过血液和肝脏进行脂质代谢，直接导致高脂血症和脂肪肝，后者病理上表现为明显的肝细胞脂肪变性和以汇管区为主的炎症浸润，大约63%～70%的慢性丙肝患者在病理上表现为肝细胞显著的脂肪变性和炎症。

7. 全胃肠外营养者

在接受全胃肠外营养（TPN）治疗前，患者往往存在营养不良，这也可引起脂肪变性。如在婴儿时期，肝胆汁分泌系统的发育不成熟为TPN后胆汁淤积的发生提供了基础。接受全胃肠外营养的患者都存在基础疾病，有时较难区分是疾病本身还是TPN影响了肝胆功能。目前认为在许多情况下，虽然TPN不是启动肝胆疾病的成因，但是可能参与、加剧以下几种常见疾病：

（1）肝细胞脂肪变性：众多研究表明，来自TPN的总热量与肝脏甘油三酯浸润程度直接相关，特别是在以葡萄糖为主要来源时。过分输入葡萄糖，导致过剩的碳水化合物在肝脏内转化成甘油三酯。同时一些物质如肉毒碱、胆碱、必需脂肪酸的缺乏和必需氨基酸不足或配伍不当可能会引起肝细胞脂肪变性。

（2）胆汁淤积：长期禁食是胆汁淤积的主要原因。一方面，胃肠道缺乏食物刺激，促进胆汁分泌的激素和神经刺激减少；另一方面，肠道黏膜萎缩，免疫力下降，肠道内细菌过度生长，细菌及毒素对肝脏产生毒性作用。长期大量氨基酸输入，也会影响胆汁分泌。

（3）胆囊疾病：TPN期间，肝胆汁流动下降，胆囊内胆汁淤积，易于形成结石。

四、脂肪肝有何危害

脂肪肝危害很多，严重影响患者的生活质量及生存时间，具体有以下几点：

1. 饮酒相关的代谢异常

糖代谢异常导致发生肝性糖尿病的机会远高于其他肝病，且容易发生低血糖反应；高脂血症，约80%的饮酒者有高甘油三酯血症；高尿酸血症，常出现急性痛风的症状，严重时可引起大关节肿胀或皮肤痛觉超敏；酒精性卟啉症，尿卟啉升高，应远离日光和酒精；血色病，会出现巨幼红细胞贫血，白细胞减少或血栓炎等；舒非仑样效应，引起潮红反应，如恶心、呕吐、出汗、心动过速，甚至严重的循环衰竭；脂质过氧化，引起解毒系统缺陷、生物膜破坏、酒精性肝纤维化；免疫受损等。

2. 肝性脑病

最严重，也是最常见的死亡原因。

3. 胆汁淤积、感染

15%～25%酒精性脂肪肝患者中，组织学和实验室检查表现为胆汁淤积，严重时可引起肝衰竭；感染常见为自发性腹膜炎。

4. 营养不良、酮症酸中毒

营养不良发生率为11.7%，而随着营养不良和饮酒的进展，酮症酸中毒的发生率也明显增加，临床表现为恶心、呕吐、脱水、过度通气、呼气烂水果味、酮尿、高血糖。

5. 脂肪栓塞、门静脉高压、门静脉血栓

在肺、肾、脑都有发生脂肪栓塞的危险，且由于大量脂肪沉积，会发生严重的门静脉高压，导致食管及胃底静脉曲张和出血。门静脉血栓易引起脾脏增大，诱发肝性脑病。

6. 原发性肝细胞癌

酒精性肝病有6%～20%发生肝癌，是非酒精性肝硬化的2～6倍。

7. 死亡率增加

非酒精性脂肪肝可使死亡率增加35%～85%，使心血管病死亡率增加2倍。

8. 肝外危害

脂肪肝除了损害肝脏，也能加重或诱导胰岛素抵抗，影响2型糖尿病的血糖控制，且可引起代谢综合征、心血管疾病及高血压。

第二章 个人调理攻略

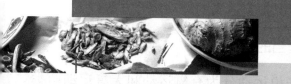

第一节　坚持锻炼，劳逸结合

肥胖、血脂代谢紊乱、糖尿病都是非酒精性脂肪肝发病、进展、恶化的危险因素，是人体代谢综合征和产生胰岛素抵抗的相关病因。而进行有氧运动可明显改善胰岛素抵抗，使体重指数（BMI）下降，进而通过减少外周脂肪分解而影响脂肪肝形成，抑制肝内脂质合成和刺激脂肪酸氧化。只要选择个人适宜的运动项目，掌握好运动的"度""频率""时间"，持之以恒，对减肥、去脂、平衡血糖、防止动脉粥样硬化都大有裨益。脂肪肝患者应根据个人情况拟定适当的运动调养方案：

一、选择适当的运动

一般来说运动分为有氧运动和无氧运动两类。有氧运动指以锻炼全身体力和耐力为目标的全身性的中低强度的动态运动，特点是强度低、有节奏、不中断、持续时间长，对增强心血管功能和呼吸功能，改善血糖、血脂代谢都有明显作用。无氧运动是指以无氧代谢为特征的静态运动以及局部锻炼。无氧运动通常是指一些时间短、强度大的运动，因为机体在高强度运动的短期内需要消耗大量的能量，而此时氧气供给相对不足，所以机体主要通过肌糖原、肝糖原的无氧代谢来提供能量。化学毒物脂肪肝患者，过多运动会干扰代谢。妊娠脂肪肝、瑞氏综合征患者则应限制活动，增加卧床休息时间。营养过剩性脂肪肝患者，如果存在严重的合并症，如严重的心脑血管疾病、糖尿病肾病、增生性视网膜病以及肝肾功能障碍等，应限制活动甚至禁止运动。

> 提示：有氧运动包括慢跑、中快速步行、骑自行车、上下楼梯、爬坡、打羽毛球、踢毽子、拍皮球、跳舞、做广播体操、跳绳和游泳等。而无氧运动一般包括举重、短跑、篮球、足球、单杠、双杠、柔道等。

当脂肪肝患者合并下列疾病时，应限制运动，并必须在严密的医学观察下进行：频发室性期前收缩和心房颤动；室壁瘤；梗阻性肥厚型心肌病；扩张型心肌病；未能控制的糖尿病；甲状腺功能亢进；肝肾功能损害；严重肥胖；应用洋地黄或β受体阻断药等。

当脂肪肝患者合并下列疾病时，应禁止运动：急性心肌梗死急性期、不稳定型心绞痛、充血性心力衰竭、严重的心律失常、3级高血压、严重糖尿病、肝肾功能不全。

二、运动前的检查

运动可能发生各种疾病或使原有疾病加重，因此运动前应进行身体检查：安静时的心电图、血压，并通过运动负荷实验对运动时的反应进行正确评估；眼底、血脂、血糖和肝功能、肾功能的检查；运动系统的检查，包括有无骨、关节、韧带疾病等及其他相关检查。

一些物理检查如身高、体重、体脂测定、腰臀比等。

三、运动时间

作为有氧运动，运动时间应持续15～20分钟以上，而最长应限制在60分钟以内。

对于脂肪肝患者，用"强度×时间"表示运动量，如果强度低则时间更长。运动量渐增，并做到有恒、有序和有度，每次锻炼必须完成规定的运动指标。以步行为例，可从每日5000步逐渐增至7000～10000步，进而快速步行；亦可遵循"3、5、7"原则，即每日3000米（30分钟内），每周5次，每次运动后脉搏和年龄之和为170。

四、运动强度

运动可有效减少内脏脂肪、改善胰岛素抵抗，进而减少肝内脂肪沉积，防止脂肪肝的进展，减轻脂肪肝的程度。

1. 运动强度并非越大越好，运动量过大，超过身体负担能力，会造成过度疲劳和运动性损伤，且此时机体以无氧代谢为主，不仅使脂肪组织减少，运动效果不理想，反而有增加血中过氧化物等负面效应的可能。

2. 运动强度可用心率来控制，要求运动时心率达到最大安全运动心率（220－年龄）的60%～70%。一开始可先达到50%，后可逐渐增加，以身体能耐受、无不良反应、能达到锻炼减肥目的为度。

3. 相同的运动项目、同样的锻炼强度在下午或晚上进行要比在上午进行多消耗20%的能量，所以运动的时间最好选择在下午或晚上，散步的时间则是在晚饭后45分钟内，此时热量消耗大，减肥效果好。

五、运动的注意点

并非所有脂肪肝患者都适宜参加体育运动。因妊娠、营养不良、毒物、药物等原因导致的脂肪肝，以及脂肪肝伴有心、脑、肾等疾病者，不宜参加运动，或需在医生指导下进行适量运动。

1. 患者自行运动时，准备一张医疗卡，标明自己的姓名、住址、联系方式、联系人及患病情况等，便于运动时佩戴，以便发生意外时可及时进行处理。

2. 运动后若出汗较多，不宜马上洗冷水浴和热水浴，要在运动后心率恢复正常、汗已擦干后再进行温水淋浴。

3. 选择合适的运动鞋，透气性要好，有一定伸展空间，鞋底要有一定厚度，有较好的弹性，减少运动对下肢关节的撞击力。

4. 避免为了追求减轻体重而随意加大运动量。

5.伴有糖尿病者必要时应额外补充食物，可于运动前进食牛奶、低血糖指数水果等，如果运动时间较长，则每隔30~40分钟补充一次食物。

六、运动后的自我监测

脂肪肝患者应根据运动后劳累程度和脉搏确定适当的运动量。

1. 运动量适宜的标志

运动结束后，心率应在休息5～10分钟内恢复正常，并且运动后轻松愉快，食欲和睡眠良好，虽有疲乏、肌肉酸痛，但短时间内即可恢复。

2. 运动量过大的标志

运动结束10～20分钟心率仍未恢复，并且出现疲劳、睡眠不佳、食欲减退等情况，此时应减少运动量或暂停运动，做进一步检查，待身体状况好转后，再恢复运动。

第二节 饮食防治

饮食治疗目标：尽可能使体重、血脂和血糖控制在正常范围内，消除肝脏的脂肪沉积；防止低血

提示：肥胖性脂肪肝患者应选择中等强度的有氧运动，运动强度一般至少维持在心率100次/分以上，每次持续20～60分钟，可分为三个时期：一为热身期，约5～8分钟，主要进行一些伸展性的、柔软的大肌群运动；二为锻炼期，约20～30分钟；三为冷却期，目的使身体恢复到锻炼前的状态，约8分钟，可做一些舒缓运动，避免血液滞留在组织中。

糖、酮症酸中毒、肝性脑病等急性并发症；防止或改善肝脏、心血管、肾脏等慢性并发症；尽可能保证重要营养物质的供给。主要的方法是适宜的热量摄取 [标准体重 × （20~25）kcal/d]，合理分配三大营养素并兼顾其质量，适当补充维生素、矿物质及膳食纤维，戒酒和改变不良饮食习惯，食物宜多样化，少盐及刺激性饮料，烹调方式以蒸、煮、拌为主。

一、设定理想的目标体重

脂肪肝患者恰当的每日热量摄入应该既能维持患者的理想体重，也能满足日常工作及生活的需要。因此在确定饮食调养方案之前，应明确脂肪肝患者的理想体重，即标准体重。我国和日本等亚洲国家根据具体情况总结了一些标准体重的计算公式：标准体重（kg）=[身高（cm）－105]或[身高（cm）－100]×0.9，身高160cm以下的标准体重（kg）=身高（cm）－100。对于2~12岁儿童可采用年龄×2+8作为标准体重。

人体的理想体重判断是以肥胖度 [（实际体重－标准体重）/标准体重×100%] 为依据。肥胖度±10%属于正常范围，此时机体对胰岛素的敏感性最高，肥胖度 < －10% 为消瘦， > 10% 为超重。

当肥胖度 > 20% 时，胰岛素的敏感性将明显下降。据此，脂肪肝患者恰当的目标体重应以肥胖度的 0 ~ 10% 为理想。当然，对于患者来说，最好以改善脂肪肝伴随的血脂、血糖异常及胰岛素抵抗等效果作为评估参考指标，进行恰当的设定。

二、严格控制热能摄入

热量的来源为食物中的蛋白质、脂肪和碳水化合物，需要量与年龄、性别和工种有关。过高的热量摄入可使患者体重增加、脂肪合成增多，从而加速肝细胞脂肪变性。临床研究表明，能源食物的摄入量比起摄入种类更能影响患者的体重和餐后胰岛素追加分泌量。因此，合理控制每日热量摄入是治疗脂肪肝的首要原则，脂肪肝患者适当的一日能量摄入应满足社会生活需要，重要的是不能超过这个量。以轻体力劳动或脑力劳动的中老年患者为例，标准体重者每日 125.5kJ/kg（30kcal/kg），超重者 83.7 ~ 104.6kJ/kg（20 ~ 25kcal/kg），体重消瘦者 146.4kJ/kg（35kcal/kg）。年轻人和中等强度以上劳动者热量应随之增加。妊娠、哺乳期妇女应增加胎儿发育和哺乳所需能量，在妊娠后半期和哺乳中每日需热能分别为 146.4kJ/kg（35kcal/kg）和 125.5 ~ 146.4kJ/kg（30 ~ 35kcal/kg）。对于儿童，能

量也应相应增加，＜1岁418.4kJ/kg（100kcal/kg），
＜5岁292.9kJ（70kcal/kg），＜10岁251kJ/kg
（60kcal/kg），＜15岁209kJ/kg（50kcal/kg）。应该
注意的是，无论是肥胖还是消瘦者，热量需要均按
标准体重来计算。

三、合理分配三大营养素的比例

脂肪肝患者的饮食治疗就是要控制饮食，首先
要计算每日所需的热量，再根据不同的食物所含热
量的多少，合理分配蛋白质、脂肪和碳水化合物的
比例。在总热能一定的前提下，给予高蛋白、低脂
肪、一定碳水化合物的饮食。

1. 增加蛋白质摄入量

脂肪肝患者通常合并蛋白质和氨基酸负平衡的
状态，其原因主要有：膳食中蛋白质的摄取和吸收
不足；蛋白质的合成能力和利用率下降；肝糖异生
与炎症组织破坏导致蛋白质消耗增多；以及体内氨
基酸的平衡异常。蛋白质摄入不足可加剧肝内脂肪
沉积，而高蛋白饮食可增加载脂蛋白，特别是极低
密度脂蛋白的合成，有利于脂质运送出肝脏，减轻
脂肪肝，并有利于肝细胞功能恢复和再生。

健康成人每日需要蛋白质1.0～1.2g/kg，占总

热量的 10% ~ 15%。脂肪肝患者每日蛋白质摄入量
应不低于 60g，素食者植物蛋白摄入量应不低于
80g，但糖尿病性脂肪肝兼有肾病的患者蛋白质的
摄入量不宜过高。豆类及豆制品等植物蛋白生物利
用度低，应以富含必需氨基酸的动物蛋白为主，如
鱼类、瘦肉、脱脂牛奶、鸡蛋、鸡、鸭、鹅等。有
研究发现，兔肉富含 8 种必需氨基酸，而脂肪与胆
固醇含量很低，且其脂肪又多为多不饱和脂肪酸，
是脂肪肝患者的理想食物。鱼的摄入应以低脂为
主，如鳕鱼、鲫鱼、鲢鱼、比目鱼、鲈鱼、鳝鱼
等，少食高脂肪的鲥鱼、鳗鱼、鲳鱼、带鱼等。

2. 重视脂肪的质和量

脂肪是机体的重要热量来源，并且脂肪具有独
特的风味，可增进食欲，故高脂肪因素与热量过剩
关系密切。此外，膳食脂肪摄入过多易诱发消化不
良和胆绞痛，为此，脂肪肝患者通常需要限制膳食
脂肪摄入。然而，脂溶性维生素、细胞代谢、激素
功效以及机体的防御功能均与脂肪的摄取、吸收有
密切关系，饱和脂肪酸能促进膳食中脂溶性维生素
和胆固醇的吸收。因此，即使存在肝功能障碍也不
必过分限制脂肪的摄入。

健康成人的脂肪摄入量约占总热能的 30%，

其中饱和脂肪酸、单不饱和脂肪酸、多不饱和脂肪酸各占1/3，三类脂肪酸在食物中的正常比例（1：1：1）对于健康十分重要。富含饱和脂肪酸的食物有猪油、牛油、羊油、黄油、奶油等，含单不饱和脂肪酸的食物有橄榄油、菜籽油和茶油，含多不饱和脂肪酸的有豆油、花生油、芝麻油、鱼油等。有研究表明，限制碳水化合物摄入而不限制脂肪的饮食可促使肝内脂肪沉积消退，脂肪肝患者不必过分限制脂肪摄入。然而，饮食中饱和脂肪酸过多可诱发肥胖、脂质代谢异常、动脉粥样硬化和高血压，过多摄入多不饱和脂肪酸则易引起脂肪肝、胆石症，并促进乳腺癌和结肠癌的发生。有国外学者认为高单价不饱和脂肪酸饮食比高碳水化合物饮食对于改善糖、脂肪代谢的效果更好。因此，脂肪肝患者脂肪摄入应适量，其中以植物性或鱼类脂肪为主，尽可能多摄取单不饱和脂肪酸。

胆固醇每天摄入量应限制在300mg以内，高胆固醇血症者则限制在150mg以内。自然界中的胆固醇主要存在于动物性食品中。畜肉胆固醇含量一般高于禽类，肥肉高于瘦肉，贝壳类、软体类高于一般鱼类，而脑髓、蛋黄、鱼子等动物内脏胆固醇含量最高。鸡蛋所含的蛋白质在成人食物蛋白质中生物利用度最高，但其蛋黄部分富含胆固醇，平均每个鸡蛋含胆固醇250～300mg，因此高胆固醇血症患者每周吃鸡蛋不宜超过3～4个。

3. 适量糖类饮食，限制单糖和双糖的摄入

糖的主要来源为米、面等主食成分。健康成人每日需要糖类4～6g/kg体重，占总热量的60%～70%。流行病学研究表明，高碳水化合物特别是高蔗糖饮食易造成龋齿、肥胖、高脂血症和脂肪肝，其原因为碳水化合物摄入过多可增加胰岛素分泌，促使糖转化为脂肪。脂肪肝患者应摄入低碳水化合物饮食，但是过分限制碳水化合物可使机体对胰岛素的敏感性降低，并易诱发低血糖和酮症，事实上许多脂肪肝患者主食碳水化合物的量不是太多而是太少。禁止富含单糖和双糖的食品，如高果糖糕点或饮料、冰淇淋、干枣和糖果等，以降低血脂和促进肝内脂肪消退。甜叶菊的叶和茎含丰富的甜叶菊苷，甜度约为蔗糖的300倍，无毒、低热能，可作为脂肪肝患者天然食品添加剂，以防治肥胖、龋齿和糖尿病。

4. 增加膳食纤维摄入量

膳食纤维有水溶性和不溶性两大类，前者包括果胶、树胶、低聚果糖等，后者包括纤维素、半纤

维素、木质素等。纤维素类物质在一般蔬菜中含量约为20%～60%，在水果和谷类中为10%左右。饮食中增加高膳食纤维素（特别是水溶性纤维素）可延长胃排空时间、延缓肠道糖类吸收、促使胆汁酸盐和粪便中细菌产生的氮质结合与排泄，故有利于减轻脂肪肝患者餐后血糖升高、改善葡萄糖耐量、降低血脂浓度，防止便秘、降低动脉粥样硬化和结肠癌的发生率，并能增加饱腹感使患者能够耐受饮食管理。因此，脂肪肝患者膳食纤维可从每天20～25g增至40～60g。但饮食中膳食纤维过多可刺激肠道运动影响食物吸收，长期过高纤维膳食可导致机体维生素和无机盐缺乏，并增加胃癌的发生率。因此，脂肪肝患者每日摄入纤维素的量应与其消化能力相适应。

富含可溶性膳食纤维的食品有玉米麸、粗麦粉、糙米、坚果、豆类、香菇、海带、木耳、鸭梨、魔芋等。此外，含有益生菌的酸奶有助于调节肠道菌群，可能有防治脂肪肝的效果。

5. 增加维生素和水分的摄入

维生素B族和维生素E族等参与肝脏脂肪代谢，并对肝细胞有保护作用；维生素A和β胡萝卜素可防治肝纤维化和抗癌。因此，脂肪肝患者应多进食富含各种维生素的食物，如新鲜蔬菜和水果。但应注意某些水果富含单糖和双糖，约占6%～20%，进食过多也可导致热量过剩，故营养过剩性脂肪肝患者不宜多吃水果，尽量在餐前或两餐之间饥饿时进食，并将所食水果的热量列入每日总热量之内，以减少主餐进食量。

营养过剩性脂肪肝患者首选香瓜、西瓜、樱桃、生梨、山楂、柠檬等含糖量低的水果；苹果、香蕉、橘子含糖量中等，不可多吃；干枣、柿饼、蜜饯等含糖量高的食物尽可能不吃，必要时可以用萝卜、西红柿、黄瓜等代替水果。苹果可以降低血液胆固醇水平，减少冠心病的病死率，因而对高脂血症脂肪肝患者有保健作用，故可适量进食。

饮水与健康的关系密切，饮水不足，不但易患病，也易衰老。对于肥胖性脂肪肝患者而言，每日摄入适量的水有助于肾脏功能的发挥及减轻体重、促进肝内脂肪代谢。一般，成人每日需饮水2000ml，老年人1500ml左右。肥胖者因体内水分比正常人少15%～20%，故每日需饮水2200～2700ml，平均每3小时摄入300～500ml。不要一次饮水过多，以免给消化道和肾脏造成负担。饮用水的最佳选择是白开水、矿泉水、净化水及清淡的绿茶、菊花茶等，切不可以各种饮料、牛奶等代替饮水。营养过剩性脂肪肝患者饭前20分钟饮水，可有一定的饱腹感，降低食欲、减少进食量，有助于减肥。而睡前饮水则可防止夜间血液黏稠度过高、减少心梗和脑卒中的发生。饮茶和咖啡有防治非酒精性和酒精性脂肪肝的效果，建议平时多饮茶和咖啡。饮用咖啡可降低非酒精性脂肪肝患者肝脏纤维化和肝硬化风险，日均咖啡消耗量随无脂肪肝、单纯性脂肪肝、非酒精性脂肪性肝炎伴轻度纤维化以及非酒精性脂肪性肝炎伴明显纤维化而下降。

6. 坚持合理的饮食制度

脂肪肝患者应改变不良饮食习惯，一日三餐有规律。过量摄食、吃零食、夜食、间食及过分追求重口味高热量和调味浓的食物会引起体内脂肪过度堆积，因而应避免。饮食方式不规律，如经常不吃早餐，或三餐饥饱不均，均可扰乱代谢状态，为肥胖和脂肪肝的发病提供条件。有研究表明，尽管一天的能量摄取相同，固定于晚间过多进食的方式比有规律地分三次进食更容易发胖。此外，进食速度过快可导致饱腹感消失，成为肥胖症的发病促进因素。酗酒可引起并加重肝内脂肪浸润。因此，对于脂肪肝患者，在调整饮食的同时，应联合使用行为纠正疗法以改变不良饮食习惯。

四、脂肪肝的饮食疗法

1. 肥胖性脂肪肝

饮食要点是在保证各种营养素全面摄取的前提下，严格控制总热量摄入，减少脂肪、胆固醇和单糖、双糖类食物的摄入，并提供优质蛋白质。起初可摄入1200～1800kcal，如能坚持1年并结合中等量的体育锻炼，可顺利减重10～20kg，脂肪肝也可随之消退，且肝功能往往恢复正常。对于长期减食疗法减肥效果不明显的病例，可改用低热量饮食甚至极低热量饮食，前者需定期进行医学检查并适当补充所需的各种营养素；后者需严格选择病例和住院治疗，该法虽然可以有望在短期内取得减肥效果，但易导致脂肪性肝炎和肝纤维化，诱发电解质异常、高尿酸血症和酮症等代谢紊乱，并可增加胆囊炎、胆石症的发生率。许多研究发现，初期减肥速度越快，体重反弹、心脑血管硬化以及肝纤维化的发生率越高，维持体重也越困难。因此，肥胖性脂肪肝患者饮食治疗的主要目标是将初期阶段减肥速度控制在10%～15%以内。

2. 糖尿病性脂肪肝

饮食疗法对于各型糖尿病性脂肪肝的治疗均至关重要。部分轻型糖尿病病例单纯控制饮食即可奏效，重型病例在应用药物和（或）胰岛素治疗的同时，也必须严格配合饮食治疗，才能达到理想疗效。饮食要点为低热卡、低脂肪和高纤维素，糖类可占总热能的60%，低碳水化合物饮食并不利于改善2型糖尿病患者的胰岛素抵抗，但应严格限制含糖饮料和含糖糕点的摄入。蛋白质的摄入量应丰富，但合并糖尿病肾病患者每日蛋白质摄入量应控制在1.0g/kg体重内。

3. 高脂血症性脂肪肝

高脂血症可诱发脂肪肝，脂肪肝患者也常合并高脂血症，两者均可通过饮食疗法治愈。饮食要点是低胆固醇、低脂肪、低单双糖及高纤维素，限制摄入饱和脂肪（低于总热量的7%）和胆固醇（＜200mg/d）。对于合并体重过重者，应同时考虑限制总热量的摄入并适当增加体力活动。多吃香菇、木耳、芹菜、山楂、绿豆芽、番茄、荸荠、黄瓜等食品有助于降低血脂和促进肝脏脂肪沉积的消退。

4. 酒精性脂肪肝

酒精性脂肪肝患者常合并蛋白质 – 能量营养不良和多种维生素缺乏，而机体营养状态的改变与酒精性脂肪肝的预后密切相关，故营养支持治疗有助于改善酒精性脂肪肝的预后。对于酒精性脂肪肝患者的治疗，戒酒是首要措施。如存在蛋白质 – 能量不足，则需摄入高热量、高蛋白、富含维生素的食物以纠正并存的营养不良。长期、积极的营养治疗对于酒精性脂肪肝，甚至对酒精性肝炎和肝硬化患者是必要的且是合理的。推荐高质量的早餐和晚间加餐，每日摄入35kcal/kg以上的热量和$1.2 \sim 2g/kg$蛋白质的多餐规律饮食，重症病例，如无法通过经口饮食摄入充足营养者可考虑进行肠内营养。膳食应富含不饱和脂肪酸和必需氨基酸，特殊的富含支链氨基酸的辅助治疗并无必要。对于不能戒酒者，应减少多不饱和脂肪酸的过度摄入以免加剧肝脏损伤。

美国《酒精性肝病诊疗指南》建议，所有酒精性脂肪肝、酒精性肝炎及其他进展期酒精性肝病患者都应评估蛋白质 – 能量营养不良，以及维生素和微量元素的缺乏状况。严重的营养不良患者应该给予积极的肠内营养支持治疗。营养不良的程度与疾病的严重程度和预后相关。一些实验中发现，实现营养目标和正氮平衡的患者的生存率，相比未实现者病情得到了显著改善。营养治疗具有良性的风险/效益比，可以提高患者生活质量，降低其他医疗费用。

5. 营养不良性脂肪肝

见于营养不良、空肠回肠旁路术以及吸收不良综合征和慢性消耗性疾病患者。饮食应高热量、高蛋白、富含维生素及低纤维素，病情严重者可改为要素膳食或加用复合氨基酸制剂口服，必要时从静脉补充各种营养成分，以加快脂肪肝恢复。对于长期胃肠外营养患者，应尽早开放胃肠内饮食有助于防治脂肪肝、胆汁淤积等肝胆并发症的发生。

6. 肝炎后脂肪肝

多见于急性病毒性肝炎恢复期或慢性病毒性肝炎患者，往往过分强调高蛋白、高糖饮食导致饮食热量过高，以及过分限制活动，导致病后短期内体重增加和肝内脂肪堆积。饮食应高蛋白、富含维生素、低动物脂肪，糖类的摄入也要限制。对于体重不足者，宜用正平衡热量的饮食；而多数患者体重超重，则应给予负平衡热量饮食，使体重逐步下降到标准体重范围内，体重下降速度不宜过快，每月减重不超过2.5kg为宜。根据肝炎病情，鼓励患者进行适当的体育锻炼。

五、饮食疗法的分类

1. 减食疗法

热量摄入略低于正常摄入量的饮食疗法，一般每日能量摄入量为20～25kcal/kg，即1200～1800kcal/d，并应长期坚持，同时应注意保持营养素的摄入平衡。体脂1kg约含有7000kcal热量，如果每日减少500kcal的能量摄入，2周即可减少1kg体重。

2. 低热能饮食

是进一步控制热能的疗法，每日600～1200kcal，可分为通常的平衡膳食疗法和特殊的低热能饮食两类，两者减肥效果相当。对于减食疗法无效的病例，通常从1200kcal开始，采取随着体重变化阶段性控制能量的方法。由于低热能饮食疗法时通常不能摄取足够的必需营养素，故需定期进行医学检查并适当补充各种维生素和铁、钙等矿物质。每日每公斤标准体重应摄入1.0～1.5g蛋白质。糖的摄入不低于每日80~100g，以免发生酮症，食用含多不饱和脂肪酸丰富的植物油。此外调味浓的食物易引起食欲亢进，应控制盐、糖等调味品。

3. 极低热能饮食

每日饮食热能摄入量在200~600kcal之间的半节食疗法，亦称绝食疗法。可在短期内取得减肥效果，但容易导致肌肉减少、酮体生成过剩、电解质异常、高尿酸血症、营养低下等严重副作用，并且治疗结束后容易出现体重反弹现象。仅适用于年龄在18~65岁之间，$BMI > 35kg/m^2$的难治性重度肥胖病例（除孕妇）。为了防止负氮平衡，可每日补充40~60g优质蛋白质。因为此饮食完全不含碳水化合物，所以可使酮体生成增多，也容易抑制食欲，可维持较低的胰岛素水平，利于脂肪的燃烧。在复食期摄入含碳水化合物的饮食又可产生浮肿等副作用。

第三节　中医药膳

小米、荞麦、燕麦、苦瓜、冬瓜、白萝卜、芹菜、甜菜头、香菇、木耳、海带、紫菜、山楂、绿茶等都是很好的降脂食物，鱼、虾、鸡、兔、猪瘦肉、蛋等蛋白质含量高、低脂、低胆固醇的食物可以适量补充，黄瓜、莴苣、扁豆、菠菜、豆芽、西红柿、西瓜、梨等蔬菜和水果，以及菌藻类食物，含有丰富的维生素和矿物质及膳食纤维，多食既可增加维生素、矿物质的供应，利于代谢废物的排出，促进和维持正常代谢，纠正和防止营养缺乏，同时又对调节血脂、血糖水平有良好作用。饮食不宜过于精细，主食应粗细粮搭配。下面介绍一些常见食疗方及茶疗方。

一、首乌肝片

配方：何首乌液20ml（制何首乌6g、加水煎至20ml），鲜猪肝250g，水发木耳25g，菠菜、植物油少许，醋、盐、酱油适量。

制法：鲜猪肝、水发木耳用植物油炒熟，加入醋、盐、酱油适量，再加入菠菜、何首乌液即成。

服法：佐餐食用。

功效：补肝肾，益精血，明耳目。降血脂，降血压，软化血管。

适用人群：适用于慢性肝炎、脂肪肝、冠心病、高血压、高血脂、神经衰弱者。

二、枸杞滑溜里脊片

配方：猪里脊肉250g，枸杞子50g，水发木耳25g，水发笋片25g，豌豆25g，鸡蛋清1个。

制法：各食材油炒，适当调味即可。

服法：可佐餐食用。

功效：滋阴补血，益精明目。降血脂，降血糖，抗炎，预防动脉粥样硬化形成。

适用人群：适用于脂肪肝者。

三、蘑菇烧豆腐

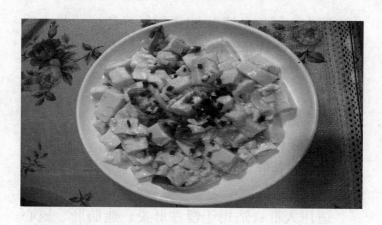

配方：嫩豆腐250g，鲜平菇100g，盐、酱油（或耗油）、青葱少许。

制法：洗净豆腐，切成片。砂锅内放入豆腐、鲜蘑菇片、盐和清水，用中火煮沸后，改小火炖15分钟，加入适量盐、酱油等调味品即可。

服法：可佐餐食用。

功效：补气益胃，化瘀理气。降低胆固醇，补充人体所需的多种酶。

适用人群：适用于病毒性肝炎、脂肪肝者。

四、黑豆枸杞粟米粥

配方：黑豆50g，粟米100g，枸杞子30g，红糖10g，山楂5g。

制法：将山楂、枸杞子洗净，山楂去核切碎，两者与洗净的黑豆同入砂锅，加足量水，浸泡1小时。待黑豆泡透，加入粟米，用大火煮沸，继而改用小火煮1小时，待黑豆酥烂，加红糖拌匀即成。

服法：早晚食用。

功效：黑豆，味甘，性平，有活血、利水、祛风、清热解毒、滋阴补血、补虚乌发的功能；枸杞子味甘性平，补肝肾；红糖性味甘甜、温润，温脾阳；山楂消食降脂。此粥有滋补肝肾、健脾降脂之功效。

适用人群：肝肾阴虚型脂肪肝患者。

五、三七百合煨兔肉

配方：三七粉5g，百合30g，兔肉250g，黄酒、葱花、生姜末、盐适量。

制法：将百合洗净放入清水中浸泡待用。将兔肉洗净，切成小块，放入砂锅，加适量水，煮沸后加入百合、黄酒、葱花、生姜末，改用小火煨煮兔肉、百合至熟烂酥软，调入三七粉及上述调味品拌匀。

服法：佐餐食用。

功效：三七性温，味甘，微苦，有止血、散瘀、消肿、止痛的功效；百合味甘，性微寒，可养阴润肺，清心安神；兔肉属于高蛋白质、低脂肪、少胆固醇的肉类，有"荤中之素"的说法。此菜清热除烦，化痰降浊，活血降脂。

适用人群：适用于气血瘀阻型脂肪肝患者。

六、玉米魔芋牛奶

配方：鲜玉米150g，牛奶250g，魔芋精粉2g。

制法：将食材洗净，玉米捣烂成糊状，放入砂锅，加水适量，煨煮30分钟，用洁净纱布过滤，将滤汁盛入锅中，加入牛奶和魔芋精粉，拌匀小火煮沸。

服法：早晚分服。

功效：健脾减肥，降糖降脂。

适用人群：适用于各型脂肪肝患者，尤其是肥胖性脂肪肝患者。

七、山楂肉片

配方：猪后腿肉200g，山楂10g，荸荠30g，鸡蛋清2个，淀粉15g，面粉15g，白糖30g，植物油50g，盐适量。

制法：用鸡蛋清和淀粉调成糊，裹猪后腿肉焯熟，后加油和各食材炒制，加少许猪骨汤，加盐调味即可。

服法：佐餐食用。

功效：滋阴健脾，开胃消食。降低胆固醇，降血压，利尿镇静。

适用人群：适用于高血压、高血脂、冠心病、脂肪肝患者。

八、芹菜炒香菇

配方：芹菜400g，香菇50g，食用油、盐、蚝油适量。

制法：将食材处理切配，芹菜、香菇开水焯至7成熟沥干备用，食用油少许，待油温热，将食材下锅炒熟调味，即可食用。

服法：佐餐食用。

功效：芹菜清热利湿平肝，香菇益气降脂保肝，二者合用清热利湿、益气保肝。

适用人群：适用于脂肪肝患者。

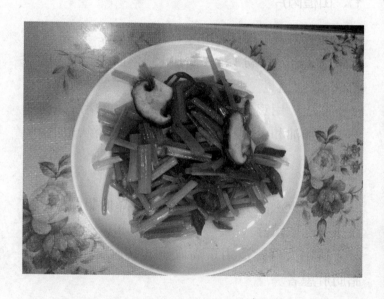

九、决明子粥

配方：决明子10～15g，粳米100g，冰糖少许。

制法：先将决明子放入锅内炒至微有香气，取出，待凉后加水煎汁，去渣，加入粳米煮粥，待粥将熟时加入冰糖。

服法：佐餐食用。

功效：清肝明目，通便降脂。

适用人群：适用于脂肪肝患者，大便泄泻者忌服。

十、薏苡仁鸭肉冬瓜汤

配方：薏苡仁40g，鸭肉、冬瓜各800g，猪瘦肉100g，排骨汤1500g，生姜、葱、黄酒、精盐、胡椒粉适量。

制法：将鸭肉洗净切长方块，猪肉洗净切长方块，冬瓜去皮切长方块。砂锅上油烧至六成热，下生姜、葱焖出香味，注入肉汤、黄酒，下薏苡仁、鸭肉、猪肉、精盐、胡椒粉煮至七成熟，下冬瓜至熟。

服法：佐餐食用。

功效：薏苡仁味甘淡，性凉；冬瓜味甘淡、性微寒；鸭肉性微寒、味甘咸平；猪瘦肉性平味甘咸。此汤益阴清热、健脾消肿、降脂。

适用人群：适用于脾气虚弱型脂肪肝患者。

第四节 常见误区

一、饮食误区

1. 进食荤腻后立即饮茶

一些人吃完肉、蛋、鱼后，为去油腻，习惯立即饮茶，甚至喜欢喝浓茶。这种做法是错误的，因为茶水中含有大量鞣酸，与蛋白质可结合成鞣酸蛋白质，使肠蠕动减慢，容易造成便秘，并且增加有毒物质和致癌物质对肝脏的毒性，容易引起脂肪肝。

2. 脂肪肝患者多吃大蒜

大蒜性温、味辛辣，有抑菌、杀菌的作用。但是大蒜中的某些成分对胃肠道有刺激作用，可抑制胃消化酶的分泌，影响食欲和食物的消化吸收。大蒜中的挥发油可使血液中的红细胞、血红蛋白减少，严重时还会引起贫血，对脂肪肝的治疗和康复是不利的。

3. 限制饮食

对于脂肪肝的饮食干预，过去主要是限制脂肪和蛋白质的摄入，但现在主张在总热量一定的基础上，提高蛋白质、高纤维饮食比例，适当补充维生素和矿物质。

4. 酒精对脂肪肝的影响

戒酒是治疗各种原因引起的脂肪肝的关键和必要环节，特别是酒精性脂肪肝。对饮酒量和肝损伤两者关系的研究表明，长期每天饮酒 160ml，会对肝脏形成严重损害，可引起脂肪肝、酒精性肝炎，甚至肝硬化。如仅为酒精性脂肪肝，戒酒 4～6 周后脂肪肝可停止进展，最终可恢复正常。饮酒会加重肝脏损害，对各种脂肪肝的治疗均不利，因此治疗脂肪肝应从戒酒开始。

5. 减肥就可以治疗脂肪肝

用减肥的方法来治疗脂肪肝，对合并肥胖的脂肪肝患者是有益的，但是如果患者体质虚弱，则无"肥"可减。另外，值得强调的是，减肥应该是一个循序渐进的过程，如果在短时间内体重骤减，反而可能会诱发肝细胞坏死等严重病症。

6. 脂肪肝应该吃素食

许多人认为，既然食用过多油腻的食物会引起脂肪肝，那么只要不吃肥腻的食物就不会得脂肪肝，这是一种错误理解。人体在进行营养代谢的过程中，不仅过多摄入动物脂肪和植物油会造成脂肪肝的发生，糖类和蛋白质摄入过多也会转化为脂肪储存起来，蓄积在肝脏逐渐形成脂肪肝。而且，如果长期吃素，体内则会缺乏必需脂肪酸等物质，造成营养不良，影响健康。

7. 食疗法是辅助，脂肪肝必须要服用降脂药治疗

这种观点是错误的，血脂不高或略高的脂肪肝患者是不需要服用降脂药治疗的，只需注意饮食并配合运动治疗即可。

二、锻炼误区

主要为过度锻炼、带病锻炼，锻炼方法不适宜等，下面介绍一下脂肪肝患者的锻炼禁忌。

1. 处于疾病的急性期，病情很不稳定时；有明确的炎症存在时，如体温超过38℃、白细胞计数明显增高等；有明显精神症状者；有出血倾向者；有运动器官损伤未做处理者；肿瘤有明显转移者。

2. 选用了以无氧代谢为主的运动，如举重、短跑、篮球、足球等。

三、用药误区

不少脂肪肝患者存在用药误区，主要表现为以下方面：

1. 滥用降脂药物

滥用降脂药在脂肪肝患者中非常普遍。高脂血症与脂肪肝关系密切，但两者之间并非因果关系，虽然血脂高的人易患脂肪肝，但脂肪肝患者血脂不一定都高。比如有些脂肪肝的形成与用药不当、酗酒等因素有关，患者血脂不一定高。血脂不高或略高的脂肪肝患者无须服用降脂药进行治疗。

2. 滥用抗病毒药物

脂肪肝伴有转氨酶升高，有些人认为是慢性肝炎，常使用拉米夫定等抗病毒药物进行治疗。但实际上，脂肪肝伴有的肝损害大多数并非由病毒感染造成，此时使用抗病毒药物并无作用。

因为慢性肝炎肝损害造成的转氨酶升高，如果同时合并肥胖性脂肪肝，此时采用抗病毒药物，其治疗成功概率也会大大降低。因此，当慢性病毒性肝炎与肥胖性脂肪肝并存时，应首先考虑减肥治疗，经治后转氨酶升高没有恢复正常，此时才需要抗病毒治疗。

3. 滥用保肝药物

"脂肪肝患者必须使用保肝药"，也是一种错误的认识。目前认为，运动、减肥是治疗单纯性肥胖性脂肪肝的唯一有效治疗办法，患者应当重视运动，调整饮食，改变不良生活习惯。脂肪肝治疗时使用保肝药物仅仅是一种辅助治疗措施，而饮食、运动等非药物治疗措施则需要贯彻终身，否则保肝药物不会产生明显疗效。

另外，有一些患者一旦发现转氨酶升高，就急于应用联苯双酯、垂盆草冲剂等各种保肝、降酶药物，但是这些药物只会在短期内产生一些作用，并不能从根本上改变脂肪肝的发展。研究表明，脂肪肝引起的转氨酶升高，只有通过控制饮食才能得到有效的控制。有报道称，体重每降低1%，转氨酶会下降8%；体重下降10%，可以使增高的转氨酶基本恢复正常，因此保肝降酶药只有在良好的非药物治疗的基础上才能有效降低转氨酶，改善肝功能。

值得一提的是，许多药物都会引起肝损害，例如西药中的非甾体抗炎药、降压药、降糖药、降脂药、抗癫痫药、抗精神病药等，以及中药中的黄药子、雷公藤、苍耳子、麻黄、生何首乌、苦楝子、苍术、番泻叶、桑寄生、千里光及其制剂；中药制剂中的壮骨关节丸、牛黄解毒丸、复方青黛丸、小柴胡汤、六神丸、疳积散等。

第三章　名家防治指导

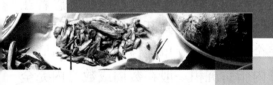

第一节　西医治疗

对大多数脂肪肝的治疗，首先应明确脂肪肝可能的病因及诱因，尤其应该注意易被忽视的病因，如营养不良、胃肠外营养、妊娠、重度贫血、药物的副作用、药物和工业毒物中毒、甲状腺功能亢进症、甲状腺功能减退症及心肺功能不全的慢性缺氧状态等。要对患者的身体状况综合评估，如是否存在高脂血症、冠心病、脑动脉硬化、高血压、糖尿病及酒精依赖等。应优先治疗并存的心脑血管疾病，同时应注意区分不同病因及不同起病形式的脂肪肝诊疗方案的异同。轻中度单纯性脂肪肝患者在去除病因和控制原发病后，其肝组织改变即可获得好转，甚至完全恢复正常。单纯性酒精性脂肪肝患者戒酒后，肝内脂肪沉积一般在数周或数月内完全消退。大多数药物性脂肪肝患者在及时停用相关药物后2~3个月，可完全恢复正常。妊娠期急性脂肪肝患者在中止妊娠和控制并发症后，肝内脂肪沉积可完全消退，且不会留有后遗症。

一、酒精性脂肪肝

男性饮酒折合乙醇量每天＞40g，女性每天＞20g，连续5年以上，或2周内有大量饮酒史，折合

乙醇量每天 > 80g时，可形成酒精性脂肪肝。

酒精性脂肪肝一般可无症状，或有消化不良、右上腹胀痛、胃肠胀气、食欲不振、乏力、精神萎靡、体重减轻等症状；随着病情加重，可有神经精神性症状和蜘蛛痣、肝掌等表现。30%～50%的患者临床表现与饮酒的严重性和持续性一致。

治疗原则：

1. 戒酒

戒酒是首要的治疗措施，是关系到治疗成败的重要因素。酒精性脂肪肝禁酒后，肝大和异常的生化指标可在几周或几个月内恢复正常，脂肪肝会逐渐消失。戒酒还可减轻酒精性肝炎的程度，提高酒精性肝硬化5年的生存率。轻度肝纤维化者，戒酒后可停止进展。

戒酒或长时间戒酒是影响酒精性脂肪肝预后的决定性因素。阿坎酸（Acamprosate）能够使戒酒开始并成功更容易，它能溶于水并能透过血-脑屏障，更重要的是它无副作用。患者在戒断酒精期间对外源性物质产生的乙醛代谢能力下降，所以给予舒非仑类药物应谨慎。

戒酒药并不是抵消酒在体内的作用，即使用戒酒药也不能使患者减少饮酒的欲望，但是可以使血液中乙醛浓度升高引起典型的潮红反应，即颜面潮红、头痛、头晕、恶心、呕吐、呼吸困难、出汗、脉率增快、血压下降、意识不清甚至癫痫发作等，使饮酒者不敢饮酒或不敢过多饮酒，因偶有死亡报道，所以有心肌炎、心功能不全、严重肝损伤、妊娠（或希望妊娠者）、精神分裂、自杀倾向的患者禁用。

2. 营养疗法

应提倡低脂高蛋白饮食，限制热量，补充足量维生素和矿物质。酒精性脂肪肝患者多伴有热量、蛋白质缺乏性营养不良，而营养不良又可加剧酒精性肝损伤。因此，酒精性脂肪肝患者宜富含优质蛋白和B族维生素、高热量的低脂饮食，必要时适当补充支链氨基酸为主的复方氨基酸制剂。

碳水化合物、蛋白质、脂肪三者之间应该保持平衡。最好吃植物蛋白，脂肪摄入应包含一定比例的不饱和脂肪酸。消化不良者需要中链甘油三酯发挥黏附作用以确保维生素和微量元素的充分供给。根据患者营养状况调整热量摄入，肥胖者酌减。慢性酒精中毒性疾病可以通过摄入氨基酸尤其是支链氨基酸保持正氮平衡。膳食应该与患者的营养与代谢状况相一致。严重疾病时需要肠外营养，长期静脉给予高蛋白或高能量饮食可以改善临床症状和营养状况。

3. 替代疗法

慢性酒精性脂肪肝患者或长期饮酒者常常存在维生素缺乏，尤其是维生素 B_1、B_6、B_{12}、叶酸，以及维生素 A 和 E 等。可能的原因有：①食物摄入不足；②肠道菌群失调致肠道吸收减少；③肝内维生素代谢异常；④老年人肠道维生素吸收障碍等。

对于长期饮酒的患者，一般营养已经不能够完全满足维生素的需要量和多样性，所以除了要给予患者富含多种维生素的饮食外，建议每天服用多种维生素制剂。

酒精使机体严重缺乏维生素 B_1，极易形成科萨科夫精神病和韦尼克脑病，推荐服用维生素 B_1 前体苯磷硫胺，但韦尼克脑病时只有足量的肠外营养才能快速补充大脑组织内盐酸硫胺的缺乏。长期饮酒患者还会导致锌、硒、锡等微量元素缺乏，降低机体的抗氧化能力，建议每日服用营养补充剂。

可根据血脂检查结果，选用适当的降脂药物，但要警惕其对肝功能的影响，注意监测肝功能。抗氧化药谷胱甘肽对 γ- 谷氨酰转肽酶较高的患者有效。胆碱、腺苷蛋氨酸有助于恢复肝功能，减轻肝损伤。秋水仙碱对肝纤维化有一定效果。皮质类固醇激素可抑制乙醛所引起的免疫性损伤，改善严重酒精性肝炎短期生存率。终末期的酒精性肝病（如酒精性肝硬化）可考虑肝移植治疗。

4. 运动疗法

严重的酒精性脂肪肝患者应严格或半严格地执行卧床休息。疾病的稳定阶段应做肌肉锻炼。非剧烈运动，如体操、游泳对身体健康的恢复是非常有益的。如果可以在家进行简单易行的身体锻炼是非常好的，建议每次屈膝10~15次，单足站立10~15次，弯腰10~15次，每天2次。60%的肌肉组织都能够得到锻炼，从而增强体质。

二、非酒精性脂肪肝

非酒精性脂肪性肝病（NAFLD，即非酒精性脂肪肝）是一种与胰岛素抵抗和遗传易感密切相关的代谢应激性肝损伤，其病理学改变与酒精性肝病（ALD）相似，但患者无过量饮酒史。非酒精性脂肪肝并不是一种良性及静止的病变，它可在短期内发展为严重的肝损害，其肝纤维化的发生率约高达25%，而且1.5%~8%患者可进展为肝硬化，更严重者则发展为肝癌。

1. 肥胖性脂肪肝的治疗原则

肥胖症是一种复杂的、多因素引起的以脂肪组织增多为特征的危害健康的慢性病，发病机制涉及遗传、代谢、食欲调节，以及食物供给、进食行为、体育活动和文化因素等多方面的相互作用。成功的减肥对于非酒精性脂肪肝患者可起到降酶、促进肝内脂肪沉积消退的效果，并有助于促进肝内炎症和纤维化缓解，防止肝移植术后脂肪肝复发。

（1）调整饮食：基本原则为"一适两低"，即适量蛋白、低脂肪和低糖。平时饮食要注意清淡，不可过饱，多食新鲜蔬菜和瓜果，限制热量的摄入，必须严格禁酒。需特别注意减少饱和脂肪酸的摄入。

（2）改变不良生活方式：加强体育锻炼，积极减肥，将体重减少到能维持的最低程度，一般为减少总体重的10%。其实，体重下降5%~10%即可改善肥胖相关并发症的发生。运动处方为中等量有氧运动，每次30分钟，每周累计150分钟以上。控制体重可起到降低转氨酶、促进肝内脂肪沉积消退的效果，并有助于控制体内炎症和纤维化。

减肥要做到持之以恒，同时要预防减肥后体重的反弹，否则不能收效。需要注意的是，成年人每周体重下降不应超过1.2kg，儿童不超过0.5kg，每月体重下降超过5kg可致肝病恶化；妊娠期、神经性厌食或各种疾病的终末期不宜进行减肥治疗；胆石症和骨质疏松者减肥有加重原发病的危险，应该慎重。如果患者体重较治疗前下降10%，肝功能仍无改善，可考虑进行肝活检明确肝损害的病因。

（3）药物治疗：主要通过抑制食欲、促进能量代谢和产热、影响消化和吸收以及促进局部脂肪分解而起效。常用的药物有二甲双胍、芬氟拉明、雄激素、肾上腺素能促效剂及一些食欲抑制剂，疗程多为3个月。

长期服用食欲抑制药可导致焦虑、抑郁、工作效率下降，引起肺动脉高压。芬特明适用于需约束自己食欲的肥胖患者，但患有心血管疾病或难以控制的高血压的肥胖患者应慎用。

研究人员指出，肥胖已经不再是工业发达国家特有的富贵病，甚至在世界上一些偏远地区，肥胖症也比营养不良多见。肥胖相关转氨酶持续异常和NAFLD现在已经成为愈发重要的慢性肝病，肥胖症与肝炎病毒感染和酒精滥用并列成为慢性肝炎和肝硬化的三大病因，而科学合理的减肥可以减少肝病发生、阻止肝病进展和防止复发。对生活日益富裕的中青年人来说，警惕和控制腹围与腰臀比值的升高，避免出现"将军肚"，对预防脂肪肝具有重大的意义。

2. 高脂血症性脂肪肝的治疗原则

原发性高脂血症所致脂肪肝在综合治疗的基础上，可应用降血脂药物，但需适当减少药量并监测肝功能等指标，必要时联用保肝药物，或在肝损害得到纠正后再进行降血脂治疗。苯扎贝特、吉非罗齐等副作用相对较小，可谨慎用于血浆甘油三酯明显增高的脂肪肝患者，疗程中一旦出现肝功能显著异常、肌炎、胆结石及治疗3个月无效等情况则及时停药。他汀类主要用于伴有高胆固醇血症的脂肪肝患者，短期应用相对安全，并对脂肪肝有一定的防治作用，但长期使用或与烟酸、吉非罗齐等合用时，需考虑其潜在的肝、肾及肌肉毒性。

3. 糖尿病性脂肪肝的治疗原则

肝脏在葡萄糖代谢和能量稳态中起重要作用，因为它是胰岛素作用及其摄入和降解的主要器官。生理状态下，30%～60%的葡萄糖从消化道入血，在肝脏被用于合成糖原或转化为氨基酸或脂肪酸。胰岛素促进肝细胞合成糖原并减少糖异生，同时增加骨骼肌摄取血糖量并减少脂肪细胞脂解，肝糖异生和释放入血相应增多，伴肝脏合成糖原及骨骼肌摄取血糖减少，结果在诱发肝脏脂肪异位的同时引起血糖增高和糖尿病。

糖尿病性脂肪肝首先要积极针对病因治疗，具体治疗措施包括控制血糖、调节血脂、改善胰岛素敏感性等。

（1）控制血糖：是首要的防治措施。血糖控制良好时，可以防止肝组织脂肪浸润，脂肪肝就会减轻甚至完全消失。血糖的控制目标是空腹血糖 < 6.0 mmol/L，糖化血红蛋白 $< 7\%$，餐后2小时血糖 < 8.0 mmol/L。降低血糖的药物有限，选择二甲双胍、罗格列酮、阿卡波糖等可改善胰岛素敏感性。由于多数药物需要经肝脏代谢，脂肪性肝炎患者如果转氨酶超过正常上限的3倍，对肝功能有影响的口服降糖药物应谨慎或避免使用，待肝功能恢复后再使用。

（2）控制血脂：首先是改变不健康、不科学的生活方式，减少总热量的摄入，特别是需要减少高糖、高甘油三酯和高胆固醇食物的摄入（脂肪热卡占总热卡的25%以下为宜），戒烟并少饮酒，增强体力活动，避免或者逆转肥胖。另外，定期体检以及早期发现并有效治疗血脂异常也是十分重要的。当饮食疗法和运动疗法还不能使血脂基本正常时，则应采用药物治疗。

（3）控制血液黏稠度：高黏血症的防治包括饮食疗法（清淡、低脂、低糖饮食，多吃鱼肉、果蔬、黑木耳、茶、蒜等）及运动疗法（适当锻炼可以增强心肺功能，降低血液黏稠度）。高黏血症患者必须戒烟，因为吸烟可以使血管收缩，血黏稠度加重。如果采取这些措施后高黏血症的问题还不能解决，就应该采取药物治疗。首先是降压、降糖、调脂以利于降低血黏稠度，同时还可以使用有降低血黏稠度作用的中西药物，使血液的黏稠度保持在基本正常的水平。

（4）已有肝功能损害者可同时加用水飞蓟素、维生素E、必需磷脂等保肝药物，促进肝病恢复。

通过改变生活方式、合理应用口服降糖药物或胰岛素，平稳地控制血糖和糖化血红蛋白水平，可避免糖尿病患者发生脂肪肝。

4. 药物性脂肪肝的治疗原则

（1）去除病因：长期应用会导致脂肪肝的药物时，应注意定期监测谷草转氨酶（AST）、谷丙转氨酶（ALT）、转肽酶（γ-GT）及血脂。若上述结果均异常，则对预测脂肪肝较有价值。在病情允许的情况下应及早终止可疑药物的使用，同时加用具有抗炎和细胞保护作用的抗脂质过氧化药物。不能停用的，应减少药物剂量，改变药物用法，或选用替代药物。

（2）保肝药物的应用：药物性脂肪肝的治疗重点在于停止使用有关药物，但对其已造成的肝细胞脂肪变性及肝功能损害则可采用一些保护肝细胞和纠正肝细胞脂肪代谢作用的药物。当转氨酶、胆红素升高或血浆白蛋白降低时，可酌情选用肌苷、门冬氨酸钾镁、熊去氧胆酸、甘草酸二铵、腺苷蛋氨酸及中药治疗。可选用必需磷脂、还原型谷胱甘肽等保护和修复肝细胞药物。

（3）调整饮食：药物性脂肪肝多为高脂血症性脂肪肝，这类患者可单纯通过饮食疗法而获得痊愈。饮食以低糖、低脂、低胆固醇和高纤维素的食物为主。尽量多食香菇、菠菜、芹菜及山楂等以达到降血脂、减少肝脏脂肪沉积的目的。而对于因蛋白合成减少而形成的脂肪肝则应采取病因治疗为主。

（4）预防：由于药物性脂肪肝尚无有效治疗方法，故预防和早期发现至关重要。医护人员与患者应注意在药物使用过程中出现的不良反应，特别是不能解释的恶心、右上腹痛或发热，这些非特异表现可能是药物性肝损害的早期症状，此时检查肝功能，如有异常即应停药。

对剂量相关的肝损害的预防包括应用正确的药物剂量和血药浓度监测，如四环素、阿司匹林所致的脂肪肝。对一些特殊的危险因子应注意避免，如避免在儿童患者中应用丙戊酰胺和阿司匹林，避免在酗酒者中应用氨甲蝶呤等。

5. 肝炎后脂肪肝的治疗原则

（1）脂肪性肝炎：对于有转氨酶升高的脂肪性肝炎患者可以选择多烯磷脂酰胆碱（易善复）、熊去氧胆酸、益肝灵及维生素 E 等药物，促使肝内沉积脂肪的消退，抑制肝内炎症和纤维化的进展，减少肝硬化的发生率，疗程一般需要半年以上。

（2）脂肪性肝纤维化和肝硬化：对于此类患者，可以选用抗肝纤维化药物，如脯氨酸类药物、脯氨酸羟化酶抑制药、秋水仙碱、干扰素及维 A 酸（维甲酸）等，这些药物能够对肝纤维化和肝硬化的进展过程产生有效干预。

6. 营养不良性脂肪肝的治疗原则

针对营养不良性脂肪肝的成因，应采取积极有效的预防措施进行干预。如合理饮食，避免偏食、防止营养物质的缺乏；不盲目节食、减重；如无特别需要，尽量不采取手术减肥方式（空肠回肠分流手术减肥常伴有腹泻及营养不良性脂肪肝等不良反应）；有消化系统炎症性溃疡如克罗恩病及慢性消耗性疾病的患者，应积极治疗原发病，同时纠正营养摄入不足情况，防止营养素缺乏或失衡引起脂肪肝。

治疗主要以补充营养为主，根据营养不良的程度，治疗方式也有所不同。对轻、中度营养不良性脂肪肝，一般推荐饮食疗法，即摄入高热量、高蛋白质及充足的维生素、低纤维素；而对于重度患者应采用食疗加静脉滴注疗法，如维生素、氨基酸等营养治疗。补充营养时，应循序渐进、量力而行，必要时还可给予消化酶。

7. 儿童非酒精性脂肪肝的治疗原则

儿童脂肪肝多为非酒精性脂肪肝。发生儿童脂肪肝的主要原因是肥胖，此外还有半乳糖血症、果糖耐受不良、肝糖原储积病、血 β-脂蛋白缺乏症、尿素循环酶先天性缺陷、高酪氨酸血症、囊性纤维化、类脂质沉积病、瑞氏综合征及线粒体脂肪酸氧化遗传性缺陷等，均可导致儿童的肝细胞脂肪变性。当前儿童肥胖症发病率不断升高，因此儿童脂肪肝已经成为一个严重的社会和医疗问题。

儿童非酒精性脂肪肝的治疗关键在于去除诱因、病因，控制原发病变。适度减肥和控制饮食是主要的治疗措施，但应采取行为矫正和有氧锻炼为主的方式来达到控制体重的目的，而不宜用减肥饮品、减肥药物或饥饿疗法。

三、脂肪肝常用药物

治疗脂肪肝的常用药物主要有保肝药、降血脂药、抗氧化剂、胰岛素增敏剂及生物膜保护剂。应根据脂肪肝的类型、药物的适应证、用法用量、注意事项及不良反应等选择合适的药物，以确保用药安全和治疗效果。

1. 保肝药

保肝药是指能够改善肝功能、促进肝细胞再生、增强肝解毒功能的药物。

【适应证】

（1）单纯性脂肪肝基础治疗6个月仍无效或所采用的基础治疗有可能会诱发和导致肝胆系统并发症的；

（2）酒精性脂肪肝戒酒1个月后仍有临床表现和生化异常者；

（3）45岁以上伴有糖尿病，又难以长期坚持减肥治疗的非酒精性脂肪肝患者；

（4）非酒精性脂肪肝患者，表现为血清转氨酶持续增高或肝活检显示存在炎症、坏死和纤维化；

（5）隐源性脂肪肝呈慢性进展性，或组织学证实存在慢性炎症、纤维化者。

一般选用1~2种保肝药物治疗半年以上，或用到肝功能生化指标恢复正常或影像学检查显示脂肪肝消退。原则上不用或不单纯使用仅仅能够降低血清转氨酶的各种中西药物，以免掩盖病情、放松基础治疗导致肝病恶化。

【目的】

（1）去脂，减少肝细胞内脂肪合成并促进其代谢，使肝细胞脂肪变性减轻或消退；

（2）稳定肝细胞膜，提高肝细胞的抗氧化及解毒能力，使肝功能生化指标恢复正常；

（3）抗炎，避免Kupffer细胞活化，抑制炎症因子活性，减少肝细胞坏死和凋亡，从而有助于进展性肝纤维化的防治；

（4）兼顾治疗原发病，改善糖脂代谢紊乱，减少代谢综合征及其相关病变发生。

常用保肝药物举例：联苯双酯、门冬氨酸鸟氨酸、双环醇、齐墩果酸、甘草酸二铵等。

2. 调节血脂药

调节血脂药物主要有三大类：①影响脂质合成、代谢和廓清的药物，又可分为3类：苯氧乙酸类（贝特类），如非诺贝特、吉非贝齐；羟甲基戊二酸单酰辅酶A还原酶抑制剂，即他汀类，如辛伐他汀、洛伐他汀；烟酸类，如烟酸、肌醇烟酸酯、阿昔莫司等。②影响胆固醇及胆酸吸收的药物（胆汁酸结合树脂），如考来烯胺（消胆胺）、考来替泊。③多不饱和脂肪酸类，如亚油酸、二十碳五烯酸。此外，抗氧化剂普罗布考、维生素E也具有一定的降脂作用。

调节血脂药物可引起肝功能异常，使用过程中应注意监测肝功能。

（1）贝特类：主要用于以甘油三酯升高为主的高脂血症，可降低甘油三酯和极低密度脂蛋白水平，升高高密度脂蛋白水平和降低总胆固醇及低密度脂蛋白的作用较弱。用于Ⅱ、Ⅲ、Ⅳ型脂质代谢异常。主要不良反应是引起轻度胃肠道症状，偶尔引起转氨酶升高等。

药物举例：非诺贝特、环丙贝特、苯扎贝特、吉非贝特等。

（2）他汀类：主要用于以胆固醇升高为主的高

脂血症，可降低总胆固醇和低密度脂蛋白水平，抑制极低密度脂蛋白的合成和释放，使高密度脂蛋白轻微升高，对甘油三酯也有一定降低作用。他汀类是Ⅱ、Ⅲ型高脂血症的首选药物，长期使用能够减缓动脉粥样硬化的进展，甚至能够促使病变消退。主要不良反应有胃肠道反应、头痛、皮疹、骨骼肌溶解等。

药物举例：洛伐他汀、辛伐他汀、普伐他汀、氟伐他汀等。

（3）烟酸：烟酸是B族维生素，大剂量烟酸产生广谱的调节血脂作用，明显降低血浆甘油三酯及极低密度脂蛋白水平，也能降低血浆低密度脂蛋白水平，但后者作用显效缓慢、微弱，可使高密度脂蛋白水平稍有升高。烟酸适用于Ⅱ、Ⅲ、Ⅳ、Ⅴ型高脂血症。

药物举例：肌醇烟酸酯。

（4）胆汁酸结合树脂：胆汁酸结合树脂可以降低血浆总胆固醇和低密度脂蛋白水平，适用于以总胆固醇和低密度脂蛋白升高为主的高胆固醇血症（Ⅱ型高脂血症）。

药物举例：考来烯胺、考来替泊。

（5）多不饱和脂肪酸：是含有2个或2个以上不饱和键结构的脂肪酸，分为ω-3和ω-6两大类。

ω-3 型主要来自海洋生物中的油脂，ω-6 型主要来源于植物油。ω-3 型降低甘油三酯和极低密度脂蛋白作用较强，也可以降低总胆固醇及极低密度脂蛋白，升高高密度脂蛋白。

药物举例：亚油酸、二十碳五烯酸等。

（6）抗氧化剂：可以降低血清总胆固醇、低密度脂蛋白含量，抑制低密度脂蛋白氧化，降低氧化型低密度脂蛋白所引起的动脉粥样硬化的发生率。用于治疗高胆固醇血症及预防动脉粥样硬化。

药物举例：牛磺酸、甜菜碱、谷胱甘肽、普罗布考、维生素E等。

3. 胰岛素增敏剂

胰岛素抵抗（IR）是指胰岛素作用的靶器官对胰岛素的敏感性下降，即正常剂量的胰岛素产生低于正常生物学效应的一种状态。目前认为，胰岛素抵抗不仅是 2 型糖尿病的发病基础，更是贯穿多种代谢相关疾病的主线。胰岛素抵抗作为初次打击可导致肝细胞脂肪沉积，高胰岛素血症和胰岛素抵抗参与了脂肪肝的发生、发展，肝细胞脂肪堆积也会加剧胰岛素抵抗。改善胰岛素抵抗，增加胰岛素敏感性有助于治疗脂肪肝。胰岛素增敏剂主要有噻唑烷二酮类药物和双胍类药物，可以通过改善胰岛素抵抗治疗脂肪肝。

药物举例：曲格列酮、罗格列酮、吡格列酮、二甲双胍等。

第二节 中医治疗

一、中医辨证分型

1. 脾虚痰湿证

主证：神疲乏力，面色萎黄或虚浮，纳呆恶心，腹胀便溏，舌淡胖或有齿痕，苔白腻，脉细。

中医认为，脾为后天之本，运化水谷精微上输于肺，与肺吸入的清气结合变化为宗气，入心脉营养全身。脾虚则运化失常，水谷消化吸收转输发生障碍，出现纳呆、腹胀、便溏；脾虚致宗气不足，故见神疲乏力、面色萎黄、舌淡脉细；脾虚可使湿聚成痰，则见面色虚浮、舌胖、苔白腻等水湿内停之象。

治法：健脾化湿。

主方：参苓白术散加减（党参、白术、黄芪、茯苓、薏苡仁、山药、扁豆、石菖蒲、陈皮等）。

2. 肝郁气滞证

主证：右胁胀满或胀痛，嗳气，情志不畅时症状加重，舌淡红，苔薄白，脉弦。

脾气虚弱致肝失所养，或情志不舒阻遏肝气，肝失疏泄气机阻滞，致右胁胀痛、嗳气频频，脉弦。

治法：疏肝理气。

主方：柴胡疏肝散加减（柴胡、郁金、枳壳、白芍、青皮、陈皮、泽兰、决明子等）。

3. 湿热蕴结证

主证：右胁不适或胀痛，口干苦，甚者面红目赤，舌红，苔黄腻，脉数。

脾虚不运，水湿内停，蕴而发热，可见口干苦、苔黄腻。湿热蕴结肝络，湿重者胁痛不适；热重者更见面红目赤、舌红脉数。

治法：清热化湿。

主方：龙胆泻肝汤加减（龙胆草、栀子、黄芩、柴胡、车前子、生地、泽泻、当归、茵陈、虎杖、赤芍等）。

4. 瘀血阻络证

主证：右胁刺痛，舌暗或紫暗或有瘀斑，脉细弦。

肝郁阻碍气机，气滞则血瘀，瘀血阻于肝络，引起右胁刺痛。舌紫暗或有瘀斑皆为瘀血征象。

治法：活血化瘀通络。

主方：复元活血汤加减（柴胡、当归、穿山甲、大黄、桃仁、丹参、蒲黄等）。

5. 肝肾亏虚证

主证：右胁隐痛，面部或眼眶晦暗，腰膝酸软，头昏眼花，舌苔薄或少苔，脉细弱。

肝病日久，久病及肾，肾精亏损故腰膝酸软、头昏眼花；水不涵木，肝肾俱虚则右胁隐痛、面色晦暗、脉细弱。

治法：补益肝肾。

主方：六味地黄丸加减（熟地、山萸肉、淮山药、泽泻、丹皮、茯苓、枸杞子等）。

对于脂肪肝的患者，在上述辨证分型的基础上，可加用有降低转氨酶活性或退黄作用的中药，如田基黄、垂盆草、山豆根、五味子、甘草、茵陈、玉米须。

对于脂肪肝伴有肝纤维化的患者，应同时抗肝纤维化治疗。

对于脂肪性肝硬化患者，处于代偿期的患者可以按照脂肪肝伴有肝纤维化患者的治法进行治疗；失代偿期的患者除给予抗纤维化基本治疗外，还应针对并发症治疗。

因脂肪肝的诊断得益于影像学技术的进步，相当数量的患病人群尚处于亚健康状态，常无证可辨。施治时可主要参考舌诊和脉诊以确定病机，选用中药基本方，加用下列有保肝降脂抗氧化作用的中药：郁金、泽泻、虎杖、姜黄、决明子、生山楂、丹参、桃仁等。

二、常用中药

对于脂肪肝患者而言，在粥、汤羹、茶中加入一些中药，则可以起到调理保健的作用。大量动物实验及临床研究发现，许多单味中药制剂及其复方皆有不同程度的减肥降脂和防治脂肪肝的作用。常用的有如下几种：

1. 泽泻

可抑制外源性甘油三酯、胆固醇的吸收，影响内源性胆固醇代谢及抑制甘油三酯的肝内合成，从而改善肝脏的脂肪代谢。泽泻有效成分提取物对低蛋白饮食、乙硫氨酸所致脂肪肝均有不同程度的抑制作用，对四氯化碳所致的急性肝损伤，亦有保护作用，其能减少肝内脂肪量，并改善肝功能。

2. 丹参

具有改善微循环、增加肝脏血流量的作用。其煎剂对实验性动脉硬化鼠和家兔有降低甘油三酯的作用，机制可能是促进脂肪在肝脏中的氧化，从而降低肝组织中的脂肪含量。此外，丹参及其有效成分还具有清除自由基和抗脂质过氧化的作用。

3. 当归

当归能抗心律失常，扩张冠脉，增加冠脉血流量。并能抑制血小板聚集、抗血栓，有降血脂、抗动脉粥样硬化的作用，对保护肝细胞和恢复肝某些功能有一定作用。此外，当归可以促进血红蛋白及红细胞的生成，有一定的镇痛作用。综上所述，当归适用于脂肪肝、高脂血症、动脉粥样硬化、合并肝损伤、冠心病、血栓疾病的患者。

4. 人参

口服红参粉能够使长期摄入高胆固醇饲料的大

鼠肝组织脂肪浸润明显减轻，肝脏和血清总胆固醇、甘油三酯和非酯化脂肪酸含量明显减少而磷脂含量增加；血清高密度脂蛋白胆固醇含量则明显升高。临床服用人参能够使高脂血症患者的高密度脂蛋白胆固醇含量明显增加、血清甘油三酯含量明显下降，人参可促进肝和血清甘油三酯的降解。

5. 何首乌

何首乌对家兔、鸽子、大鼠、鹌鹑等多种高脂动物模型都有明显的降脂作用。可改善脂质代谢，并降低血浆脂质过氧化物含量，提高抗氧化能力；能与胆固醇结合，减少肠道胆固醇的吸收；所含卵磷脂能阻止胆固醇在肝脏沉积。对过氧化玉米油所致大鼠脂肪肝及肝功能损害有对抗作用。何首乌粉剂可使高脂动物血中胆固醇、甘油三酯和β-脂蛋白含量分别下降89%、42%和54%，肝组织中甘油三酯含量下降52%。

6. 枸杞子

能够有效降低肝内脂质，其作用是多方面的。与加速肝内脂质转运，抑制肝内脂质合成，从而改善肝内脂质代谢有关，且对肝肾功能无影响、对血细胞无毒性。动物实验显示，长期喂饲枸杞子水提取物或所含的甜菜碱，可减轻肝细胞脂质沉积。

7. 决明子

决明子能够降压，抗血小板聚集。对于高脂血症患者，决明子不能影响血清总胆固醇（TC）水平，但能明显升高血清高密度脂蛋白胆固醇（HDL-C）含量及提高 HDL-C/TC 比值，即明显改善体内胆固醇的分布状况，而有利于预防动脉粥样硬化。决明子有显著的护肝作用及缓泻作用。综上所述，决明子适用于脂肪肝、高脂血症合并高血压、便秘的患者。

此外、黄芪、黄芩、大黄醇提取物、绞股蓝、大蒜、姜黄、柴胡、生山楂、草决明、赤芍、茵陈、郁金等中药也有降血脂、调整肝脏脂质代谢的作用。

三、验方、便方

中医认为，脂肪肝的成因是多方面的，主要由于饮食不节，嗜食甘肥或饮酒无度，脾失健运，肝失疏泄，湿热蕴结脾胃，痰浊（湿）内生，气滞血瘀，最终导致气滞、痰湿、瘀血互结，积于胁下而成，病位在肝脾，与肾有关。与痰浊、湿热、瘀血、气滞等病理因素有关，其中尤与痰瘀关系最为密切。可见，脂肪肝的产生主要与肝脾肾三脏有关，其病机可概括为：肝失疏泄，肝血瘀滞；脾失健运，湿邪不化，痰浊内生；肾气失化，痰瘀留滞。故治疗方法有健脾、疏肝、益肾、活血、利湿、祛痰等。

因为脂肪肝的临床表现不一，伴随症状有异，夹杂证又多，与脂质代谢病理变化有关，因此治疗上主张从病因角度，从临床表现、实验室检查指标、伴发疾病的出现、饮食结构、活动行为等进行多向调节。基于脂肪肝的病因病机与痰瘀关系最为密切，而且部分病例可演变成肝纤维化，甚至肝硬化。因此，在治疗原则上除上述几个方面外，应注重祛痰、化瘀、软坚3个方面。

1. 何首乌延寿汤

药物组成：何首乌、豨莶草、女贞子各15g，菟丝子、杜仲、牛膝、墨旱莲、桑叶、忍冬藤、生地黄、桑椹、黑芝麻、金樱子各12g。

主治：脂肪肝、高脂血症。

方解：本方源自《世补斋医书》。功效：调补肝肾。主治：肝肾不足诸证。现代中药药理研究表明，何首乌、豨莶草、女贞子、墨旱莲可降低动脉粥样硬化实验动物的血清胆固醇，防止胆固醇在肝内沉积，阻止类脂质在血清滞留或渗透到动物内膜，故有减轻动脉粥样硬化的作用。何首乌、豨莶草有明显改善微循环的作用，有纤溶活性，促使纤维蛋白裂解，可抑制血栓的形成。豨莶草有降压和舒张血管的作用。杜仲、忍冬藤可降低血清胆固醇，尚有改善冠状动脉血供的作用。牛膝可降低血清胆固醇、TG，使血液黏稠度下降。生地黄可降低胆固醇、TG及血压。菟丝子、桑椹、生地黄对TG的降低有明显意义。诸药合用于高脂血症、高脂蛋白血症，疗效满意确切。

2. 降脂方

药物组成：山楂、女贞子、草决明各15g，泽泻30g，蒸何首乌20g，水蛭12g。

加减：痰浊壅盛者加半夏10g，陈皮12g，茯苓25g，胆南星6g；肝肾亏虚者加杜仲、枸杞子、怀牛膝各15g；气滞血瘀者加丹参20g，郁金、川芎、赤芍各15g。

主治：脂肪肝、高脂血症。

方解：何首乌味苦、甘、涩，性温，归心、肝、肾经。《本草备要》记载何首乌"补肝肾、涩精、养血祛风，为滋补良药"。药理研究证实，蒸何首乌有效成分含蒽酯衍生物，可有效减少和抑制类脂质的吸收，促进脂类物质的转运和代谢，阻止类脂质在血中滞留或渗透到动物内膜。女贞子味甘、苦，性凉，入肝、肾经，具有养阴气、平肝火、滋补肝肾等功效。药理研究证实，女贞子所含亚油酸属不饱和脂肪酸，可改变胆固醇在体内的分布，使其较多地沉积于一般组织，从而减少在血和血管壁中的含量，起到降低血脂的作用。蒸何首乌、女贞子滋补肝肾，从本入手，共为君药。草决明能清肝泄浊，润肠通便，使气血顺畅而不病。药理研究证实，草决明的降脂作用可能是由蒽酯糖苷导泻引起，减少肠道对胆固醇的吸收及增加排泄，通过反馈调节低密度脂蛋白代谢，从而降低血清胆固醇水平，提高高密度脂蛋白的含量。《本草蒙筌》谓泽泻"泽伏，去留垢"；《本草纲目》云其能"渗湿热，行痰饮，痰饮肿胀等诸症，用此甘淡咸以为渗泄，则浊气自降，而清气上升，所谓一除而百病与之俱除也"。有报道表明，泽泻降低低密度脂蛋白、胆固醇和甘油三酯的作用明显；能促进逆向转运胆固醇，使其较多地运至肝分解代谢，抑制主动脉内膜斑块生成，与决明子二者共为臣药。山楂味酸、甘，性微温，归脾、胃、肝经，能消食积散瘀血，辅助君臣药，使补中有通。生山楂有降低胆固醇及甘油三酯、降低血液黏稠度、改善血循环的作用。水蛭味咸、苦，性平，有小毒，具有破血逐瘀、攻坚散结、化浊通络之功，临床常用于瘀血为主的各种病症。高脂血症与瘀血关系密切，药理研究证实，水蛭所含水蛭素有抗凝血、阻止凝血酶及纤维蛋白原的作用，从而使血液黏稠度降低，是治疗高脂血症的要药。

3. 安脂方

药物组成：黄芪15g，何首乌15g，生蒲黄10g，丹参15g，赤芍12g，虎杖8g，生山楂15g，陈皮8g，决明子15g，荷叶12g。

主治：脂肪肝、高脂血症。

方解：黄芪益气健脾，何首乌补肾，蒲黄活血化瘀同为君药；配以丹参、赤芍、虎杖活血化瘀，山楂健脾消食散瘀，同为臣药；陈皮行气化痰，以决明子、荷叶二味清利之品辅助上药以祛浊，同为佐药。现代药理学研究表明，何首乌、山楂、决明子、荷叶有降血脂、抗动脉粥样硬化作用；蒲黄有降血脂、降低血液黏稠度的作用；丹参、赤芍、虎杖有抗血小板聚集、降低血液黏稠度、改善微循环的作用。

4. 复方降脂汤

药物组成：草决明30g，泽泻10g，茵陈30g，山楂30g，丹参20g，虎杖15g，郁金15g，何首乌30g，白豆蔻12g，佩兰12g，当归15g，葛根20g。

加减：肝肾阴虚加桑寄生30g，女贞子15g，枸杞子15g；脾胃虚弱去何首乌，加太子参30g、山药15g、扁豆15g；痰浊内阻加苍术15g、瓜蒌皮15g、胆南星10g、明矾3g、皂荚6g；瘀血阻络加桃仁12g、赤芍12g、三七10g；肝气郁结加香附10g、姜黄10g。

主治：脂肪肝、高脂血症（肾阴不足证）

方解：高脂血症属于中医湿浊、痰证范畴。其发生多因饮食不节、久食膏粱厚味之品，损伤脾胃，肝肾阴虚，气机失常所致。肾阴不足引起脾阳虚，运化失调，肾阴虚元阴不足，水不涵木，肝阴不足，血脂代谢失调而导致高脂血症。复方降脂汤中草决明、泽泻、茵陈、虎杖、佩兰清热渗湿祛浊；山楂、白豆蔻健胃消食；丹参、郁金、当归、何首乌活血散瘀、滋补肝肾。诸药合用共奏健脾渗湿、活血散瘀祛浊、补肝肾之功效。

5. 调脂饮

药物组成： 何首乌、草决明各30g，生山楂、丹参各20g，补骨脂、白芥子、泽泻、枳壳各10g。

加减： 肝肾阴虚者加生地黄、墨旱莲各15g；脾肾阳虚者加菟丝子、党参各15g；瘀血阻滞者加郁金、赤芍各15g；痰热壅盛者加全瓜蒌30g，胆南星10g。

主治： 高脂血症肾虚证。

方解： 何首乌、草决明、生山楂既可以滋肾填精，又有消积润肠之功，使堆积之脂类从大肠而去；丹参、生山楂活血化瘀、消散脂类；白芥子化痰通络，泽泻渗湿利水，二药相合，使壅滞之湿浊从小便排出；补骨脂补肾气不足，更有助阳生精之意；枳壳使气机调和，血运畅通，水液得化，瘀痰自消。诸药相合，具有滋肾填精、化瘀祛痰之效。

6. 疏肝健脾方

药物组成： 党参、柴胡、藿香、杏仁、橘红、白术、草决明、香附各10g，白芍、生山楂各15g，泽兰30g，白矾3g，白豆蔻、白梅花各6g。

加减： 大便黏腻或便秘者加黄芩3g、川黄连6g；大便稀者加茯苓10g；头晕、头沉者加旋覆花

5g、赭石3g、菊花10g；乏力、腰酸者加麦冬8g、五味子3g、续断10g。

主治：脂肪肝、高脂血症。

方解：柴胡、香附、白梅花疏肝理气解郁，同时配合白芍柔肝养肝，肝木柔则不刚，顺其条达之性，治疗肝郁；党参健脾、白术健脾祛湿，同时配合藿香、白豆蔻芳化醒脾，使脾气健运，肝气条达，祛除生痰之因；配合泽兰活血，杏仁、橘红化痰，生山楂、草决明、白矾均有降血脂作用。

四、经穴疗法

中医认为，经络是人体气血运行的通路，内属于脏腑，外布于全身，将身体各部组织、器官联结成为一个有机的整体。经，指经脉，犹如直通的径路，是经络系统中的主干；络，指脉络，犹如网络，是经脉的细小分支。经络，是经脉和脉络的总称。经络理论是古人在长期临床实践的基础上总结出来的。一般认为，其形成与疾病的证候、针感的传导、按摩和导引的应用以及古代解剖知识的结合等有关。这一理论与脏腑、气血等基础知识理论一起，对中医各科特别是对针灸的临床辨证和治疗，有着极为重要的指导意义。

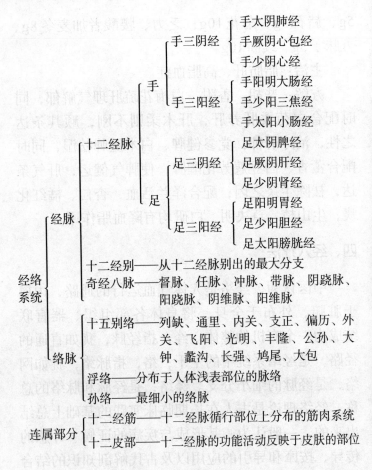

　　经络能说明脂肪肝的病理变化。经络是人体通内达外的一个通道，在生理功能失调时，其是病邪传变的途径，具有反映病候的特点，故在脂肪肝的病理过程中，常常在经络循行通路上出现明显的压

痛或结节、条索等反应物，以及相应的部位皮肤色泽、形态、温度、电阻等的变化。通过望色、循经触摸反应物和按压等，可推断疾病的病理变化。最为明显的就是肝的背俞穴有压痛、结节，以至条索状的阳性反应物。

1. 推拿按摩

推拿按摩属于中医外治疗法之一，在我国已经有两千多年的历史。推拿疗法具有调和阴阳、补虚泻实、疏通经络、行气活血、扶正祛邪、安神镇惊、疏肝理气、健脾和胃、温中散寒、软坚散结、正骨复位、强筋壮骨、通利关节、开达抑遏等作用。西医学认为，推拿疗法对于呼吸系统、循环系统、消化系统、神经系统、泌尿生殖系统等均有作用。

穴位是经络线上出现异常反应的地方。身体有

> 提示：十二经脉加上任、督二脉合称十四经，是经络系统中的主干，另外还有许许多多的脉络，有大有小，若将经络系统比喻成一棵枝繁叶茂的大树，十四经是树干，络脉就是树干上的枝枝杈杈，遍布于全身的每一个角落，加强了十四经脉之间的联系，并将十四经的气血运行到身体的每一个角落。

异常，穴位上便会出现各种反应。这些反应包括：用手指按压，会有痛感（压痛）；以指触摸，有硬块（硬结）；稍一刺激，皮肤便会出现刺痒（感觉敏感）；出现黑痣、斑（色素沉着）及周围的皮肤产生温度差（温度变化）等。在与肝最为紧密的三条经络线上用按压、捏拿皮肤的方法，若出现前述的反应，即可判断此点有可能是最为有效的穴位。脂肪肝的按压异常常出现在期门穴、肝俞穴。

（1）足三里

【标准定位】小腿前外侧，当犊鼻穴下3寸，距离胫骨前缘一横指（中指）。

【取法】腿伸直，脚尖向上，从膝盖到外踝为16寸，取膝下3寸，胫骨前缘一横指处。同时也是胫骨粗隆最高点下1寸，外开1寸处。此穴压之有酸困感。

【功能】长期按揉足三里，可以降低血脂、血液黏稠度，预防血管硬化，预防中风发生。

【手法】每天每侧按揉30~50次，以酸胀为度。持之以恒，对于防治脂肪肝有极大益处。

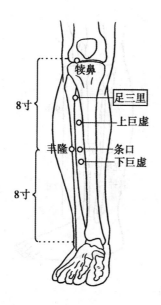

（2）阳陵泉穴

【标准定位】在小腿外侧，腓骨小头前下方凹陷处。

【取法】正坐屈膝垂足位，在腓骨小头前下方凹陷处取。

【功能】中医学家将阳陵穴列为脂肪肝治疗的要穴，长期按揉，效果明显。

【手法】用拇指进行点拨或点揉，每天5分钟，也可以用指尖关节进行刺激。

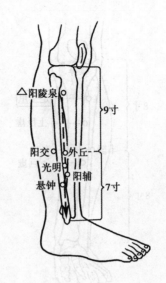

（3）太冲

【标准定位】在足背部，第一跖骨间隙的后方凹陷处。

【取法】取太冲穴时，可采用正坐或仰卧的姿势，太冲穴位于足背侧，第1、2趾跖骨连接部位中。以手指沿姆趾、次趾夹缝向上移压，压至能感觉到动脉应手，即是太冲穴。

【功能】太冲穴是肝经的原穴，原穴的含义有发源，也有原动力的意思，也就是说肝所表现的个性和功能，都可以体现于太冲穴。

【手法】大拇指按摩太冲穴由下向上推按，双脚都按摩，每侧按摩5分钟。

（4）行间

【标准定位】足背，第1、2趾间的趾蹼缘上方纹头处。

【取法】正坐垂足或仰卧位，于足背第1、2跖骨之间，跖骨底结合部前方凹陷处，当踇长伸肌腱外缘处取穴。

【功能】行间穴为人体足厥阴肝经上的主要穴位之一，为足厥阴肝经之荥穴，在五行中属火，具有泻肝火、疏气滞的作用。严重的脂肪肝患者在日常生活中常有胁痛。胁痛是一侧或两侧胁肋疼痛的一种自觉症状，如情志郁结，肝气失于调达，或湿热内郁，疏泄失常，或胁肋挫闪，经脉受损等，都可引起胁痛。脂肪肝患者可出现胁部胀痛，胸闷不舒，喜怒不寐，烦躁，口苦，舌质红，苔黄腻，脉弦。

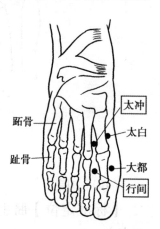

【手法】拇指指尖对穴位慢慢地进行垂直按压。一次持续5秒钟左右，进行到疼痛缓解为止。

（5）期门

【标准定位】在胸部，当乳头直下，第6肋间隙，前正中线旁开4寸。

【取法】仰卧位，先定第4肋间隙的乳中穴，并于其下2肋（第6肋间）处取穴。对于女性患者则应以锁骨中线的第6肋间隙处取穴。

【功能】期门为肝经募穴，可用于治疗多种疑难病症。医圣张仲景在《伤寒论》中多处提及期门穴。

【手法】用掌心摩擦期门穴，每天5分钟。

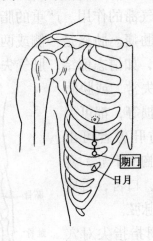

期门

日月

（6）中脘

【标准定位】脐上4寸（胸骨下端至脐连线之中点）。

【取法】脐上4寸，当鸠尾与神阙连线的中点取之。

【功能】本穴为治疗消化系统病证的常用穴位，具有健脾益气、消食和胃的功效。现多用于脂肪肝、胃炎、胃溃疡、胃下垂、胃痉挛、胃扩张、子宫脱垂等病证的治疗。

【手法】手掌按压在中脘穴上，手指按压在建里与下脘穴上，吸气时，两手由右往上向左揉按。呼气时，两手由左往下向右揉按。一吸一呼为一圈，即为一次，可连续做8～64次，然后再向相反方向揉按，方法与次数同上。

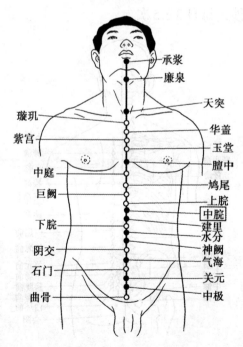

（7）肝俞

【标准定位】位于背部，当第9胸椎棘突下，旁开1.5寸。

【取法】俯卧位，在第9胸椎棘突下，筋缩（督脉）旁开1.5寸处取穴。

【功能】肝俞穴是肝在背部的反应点，刺激此穴有利于脂肪肝的防治。

【手法】双拇指分别按压在双侧肝俞穴上，做旋转运动，由轻到重至能承受为止，每次持续10~30秒，每日3~5次。

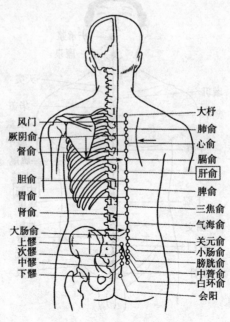

风门
厥阴俞
督俞
胆俞
胃俞
肾俞
大肠俞
上髎
次髎
中髎
下髎

大杼
肺俞
心俞
膈俞
肝俞
脾俞
三焦俞
气海俞
关元俞
小肠俞
膀胱俞
中膂俞
白环俞
会阳

（8）涌泉

【标准定位】足掌心前1/3与2/3交界处。

【取法】涌泉穴位于足前部凹陷处第2、3趾趾缝纹头端与足跟连线的前三分之一处，用力弯曲脚趾时，足底前部出现的凹陷处就是涌泉穴。取穴时，可采用正坐或仰卧、跷足的姿势。

【功能】涌泉穴是肾经的一个重要穴位，经常按摩此穴，有增精益髓、补肾壮阳、强筋壮骨之功。

【手法】每晚临睡前，盘腿而坐，用双手按摩或屈指点压双侧涌泉穴，力量以该穴位有酸胀感觉为宜，每次50~100下。若能常年坚持，可增强肾功能。

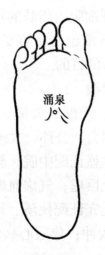

涌泉

2. 针灸治疗

针灸治疗是通过针刺和艾灸等刺激体表某些腧穴，以疏通经气，调节人体脏腑气血功能，从而达到治疗疾病的目的。由于经脉内属脏腑，外络肢节，因而在临床治疗时常根据经脉循行和主治特点采用循经取穴进行治疗。

中医学认为脂肪肝的发病，因过食肥甘厚腻，恣意饮酒。其产生主要在于肝、脾两脏，病因可概括为肝失疏泄、肝血瘀滞、脾失健运、湿邪不化、痰湿内生。故脂肪肝的治疗原则可归纳为活血化瘀、清热疏肝解郁、健脾化湿祛痰。针灸治疗有行气活血、疏肝利胆、健脾化湿清热之效。针灸治疗脂肪肝，可促进肝细胞内脂肪的转化与排泄，调整脂肪代谢，改善肝细胞的脂肪变性，增强肝功能，达到消除肝内脂肪的目的。

（1）脾虚痰湿型

主穴：中脘、天枢、大横、支沟、梁丘、丰隆、阳陵泉、三阴交、公孙、太溪。均取双侧。

配穴：痰湿壅盛证配中脘、脾俞；脾胃实热证配内庭、曲池、上巨虚；气虚血瘀证配膈俞、足三里、气海；肝阳上亢证配侠溪、行间；伴高血压者加风池、合谷、太冲；伴冠心病者加内关、膻中、心俞、厥阴俞。

操作方法：常规消毒，用26～28号2.0～2.5寸毫针刺入所选穴位，进针应较常人稍深，辨证施以补泻手法，得气后，每次取2对主穴（4对主穴交替使用）的针柄接G-6805型电针治疗仪，疏密波，通电刺激20分钟，期间行针1～2次，每次1～2分钟。

一般不限制患者食量，但要求每日三餐定时，少食高脂和含糖高的食物，不吃零食，鼓励患者从事力所能及的体力活动和体育锻炼。每日针灸1次，10次为一个疗程。

（2）肝郁气滞型

主穴：甲组取足三里、阳陵穴、三阴交；乙组取内关、丰隆、太白。均取双侧。两组穴，同时针。

配穴：血瘀证加血海、阴陵泉；肝阳上亢证加太冲、侠溪；痰湿阻滞证加上巨虚、中脘；偏瘫者加手足阳明经穴。

操作方法：平补平泻手法，每次留针20～30分钟，8～10次为一个疗程。

（3）湿热蕴结型

常用穴：分为两组。1组：肝俞、期门；2组：京门、章门。

备用穴：中封、太冲、蠡沟、足三里、三阴交、丰隆、阴陵泉。

操作方法：常用穴每次取一组，两组交替。备用穴每次取3~4个，可轮流取用。以28~30号1.5寸毫针刺入至得气后行中强度刺激，留针20~30分钟，期间行针1次。隔日1次，3个月为一个疗程。疗程间停针1周。一般需治疗2个疗程。

（4）血瘀阻络型

选取关元穴、丰隆穴，用特制的降脂药灸条进行温和灸，药物灸条以决明子、红花、公丁香、硫黄等7味药加艾绒组成。每穴灸15分钟，每日1次，共灸35天。

（5）肝肾亏虚型

温针灸足三里法。

取穴：双侧足三里穴。

操作方法：患者取仰卧位，选用28号1.5寸毫针，常规消毒后针尖向下缓慢捻转刺入，深度为1.3寸，行先捻转后提插手法，至患者有局部麻胀或胀痛感，待此种感觉向足底放散后，用温灸纯艾条施以温和灸，再将艾条插在针柄上，与足三里穴皮肤保持1寸左右距离，使患者有温热而无灼痛感，在留针过程中通过针体将热力传入穴位，使局部皮肤出现红晕。留针30分钟。每日治疗1次，20

次为一个疗程。

3. 拔罐疗法

循经走穴能够改善各经功能，有利于调整经络整体功能。

方法1：

【穴位选配】（分2组）

第一组：大椎、肝俞、脾俞；

第二组：至阳、期门、胆俞。

【拔罐方法】刺络拔罐法。上述2组穴位交替使用，每次选用1组。先用三棱针点刺各穴位2~3下，微出血后拔罐，留罐10~15分钟。每日1次，10次为一个疗程，疗程间隔7天。

【注意事项】针灸减肥的同时应嘱患者注意合理饮食，适当控制能量摄入，并加强体育锻炼。

提示：拔罐时，一般留罐10~15分钟，待局部皮肤瘀血时，将罐取下。取罐时，左手扶住罐身，右手按压罐口的皮肤，使空气进入罐内，火罐即可松脱，不可硬拉或旋动，以免损伤皮肤。若罐大而吸附力强时，可适当缩短留罐的时间，以免起疱。

方法2:

【穴位选配】脾俞、肝俞、期门、足三里。

【拔罐方法】刺络拔罐法。用三棱针点刺各穴,以微出血为度,拔罐后留罐10~15分钟。每日1次,10次为一个疗程。

【注意事项】重度脂肪肝患者应该以中西医结合药物治疗为主,拔罐治疗为辅;轻症者可用拔罐疗法。

第四章　药食宜忌速查

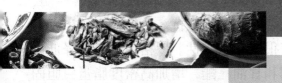

第一节 药物的合理搭配

脂肪肝的发病机制与多种因素有关，其中肝内脂肪代谢异常、胰岛素抵抗、脂质过氧化损伤是其发病的重要因素。因此，在治疗脂肪肝时，往往需要几种药物合理搭配才能起到较好的治疗效果。

一、改善胰岛素敏感性的药物

胰岛素抵抗引起的脂质代谢异常是脂肪肝形成的重要原因。针对胰岛素抵抗，需要使用一些改善胰岛素敏感性的药物，目前常用的有二甲双胍、吡格列酮、罗格列酮等。二甲双胍可以降低转氨酶，减轻脂肪肝患者的胰岛素抵抗。血糖正常的患者对二甲双胍也有很好的耐受性。罗格列酮可以降低血清谷丙转氨酶和甘油三酯，增加高密度脂蛋白胆固醇，改善血脂异常。可以通过改善胰岛素抵抗，改善非酒精性脂肪肝脂肪变性，以减轻肝脏炎症病变和肝细胞变性。

二、抑制过氧化损伤药物

维生素E可以抑制脂质过氧化自由基的形成，防止细胞受损。口服维生素E能显著降低转氨酶水平。此外，甜菜碱、水飞蓟素、乙酰半胱氨酸均能减少活性氧而降低肝组织中氧化应激，对脂肪肝有治疗作用。

三、降脂药物

常用的药物有贝特类和他汀类。贝特类主要用于血液甘油三酯中重度升高者，常用的有苯扎贝特、非诺贝特、吉非贝齐等，该类药物可以使脂肪肝患者肝功能恢复，甘油三酯水平明显下降。他汀类主要用于以胆固醇升高为主的高脂血症，对高脂饮食诱发的脂肪肝有一定的防治作用。

四、保肝药物

对于有转氨酶升高的患者，在经过上述综合治疗的基础上，大多数可恢复正常，部分未恢复者，可选用一些降酶药。常用的有抗氧化药，如熊去氧胆酸、维生素E、牛磺酸、甜菜碱、N-乙酰半胱氨酸、还原型谷胱甘肽、水飞蓟；酶类保肝药，如肌苷；糖脂代谢改善药，如二氯醋酸二异丙胺；生物膜保护药，如多烯磷脂酰胆碱、氯化胆碱、复方胆碱、蛋氨酸、肝泰片、腺苷蛋氨酸；增强肝解毒功能药，如葡醛内酯；其他护肝药，如肌醇、硫普罗宁。

以上4类药物如果合理搭配将会减少毒性，但是如果搭配不当也会出现一些风险，如他汀类药物与口服抗凝药物合用可以使凝血酶原时间延长，出血的危险性增加；与免疫抑制剂环孢素，与阿奇霉素、克拉霉素、红霉素、达那唑、伊曲康唑、吉非罗齐、烟酸等合用可增加肌溶解和急性肾衰竭发生的风险；与烟酸、吉非罗齐等合用时，有潜在的肝毒性。

非诺贝特有增强抗凝的作用，同时应用的口服抗凝药物用量应减半，以后按检查结果调整用量。

二甲双胍与胰岛素、磺酰脲类合用会加强降血糖作用，引起低血糖；亦可加强抗凝药（如华法林等）的抗凝血作用，增加出血倾向。

第二节　不同人群的合理用药

处于妊娠期和哺乳期的妇女，以及老年人、肝肾功能不良患者，用药均存在特殊性，合理用药不仅可以改善脂肪肝症状，还可以降低其他用药风险。

一、妊娠期和哺乳期妇女

大多数药物在进入人体后都可以通过胎盘屏障，因此近年来由于滥用药物导致胎儿畸形的报道越来越多。妊娠前3个月胎儿器官形成，对药物较为敏感，因此一些未经充分研究的药物孕妇尽量不要使用。熊去氧胆酸、二甲双胍、非诺贝特、银杏叶片等药物孕妇及哺乳期妇女均禁用或慎用。他汀类药物由于在动物实验中可导致胎儿发育不良，在母乳中是否有排泄、分泌尚不清楚，故孕妇及哺乳期妇女不宜使用。

二、老年人

随着年龄增长，老年人机体代谢功能减退，特别是肝肾功能减退，使得药物的代谢、排泄减少，容易导致药物在体内的蓄积，从而使机体对药物的吸收增加，用药的风险增加，容易发生药物的不良反应。因此老年人在使用药物时要特别注意从小剂量开始，逐渐增加剂量。常用治疗脂肪肝的药物中，洛伐他汀需根据老年患者肝肾功能调整剂量。老年人使用非诺贝特需适当减少剂量。65岁以上的老年患者慎用二甲双胍，因其肾功能减弱，一般使用时药量宜酌减。老年患者还应慎用熊去氧胆酸片。

三、肝肾功能不全患者

肝脏是药物代谢的重要场所，肾脏是药物或其代谢产物的排泄要道。肝肾对药物在体内的过程影响最大。一旦肝肾功能不全，药物在体内的转化、排泄必然受阻，药物对人体的作用也会受到影响。临床医生会根据患者肝肾功能减退的程度，酌情延长给药间隔，并密切注意药物的毒性反应。常用治疗脂肪肝的药物中，他汀类禁用于有活动性肝病或不明原因血氨基转移酶持续升高的患者，肾功能不全的患者，剂量应减少。肾功能障碍患者应根据肾肌酐清除率减少非诺贝特的用药剂量；长期肝功能不全者禁用熊去氧胆酸、非诺贝特。肝、肾功能不全者禁用二甲双胍。罗格列酮、硫普罗宁。用药期间应定期检测肝功能，如发现异常应停止服用，或做相关处理。

第三节　饮食禁忌

研究表明，脂肪肝伴有转氨酶升高常常与饮食有密切的关系。因此，在脂肪肝的治疗中，了解饮食的禁忌是很有必要的。

一、饮食要规律

国内外研究表明，摄食过量、爱吃零食、宵夜等不良饮食方式是脂肪肝的危险因素。因此，脂肪肝的高风险人群在睡前应禁止进食。

二、禁止酗酒

脂肪肝患者大多有饮酒的习惯，长期酗酒可以引起肝内脂肪沉积。长期嗜酒，酒精取代正常食物所提供的热量，造成蛋白质和维生素摄入不足，易引起营养不良，所以酒精性脂肪肝患者需要在戒酒的基础之上给予良好的营养支持，应给予患者高蛋白质、低糖低脂饮食，并补充多种维生素。

三、少食刺激性食物

已患有脂肪肝的患者应少食刺激性食物，如酒类、芥末、辣椒、咖喱等，饮食宜清淡，每日摄入食盐4～6g为宜。茶叶虽有一定的刺激性，但是由于其含有的茶多酚具有多种药理作用，对脂肪肝有预防作用，因此可以适当饮茶，尤以绿茶为佳。

四、水果应选择种类

很多患者认为水果富含纤维素、维生素及多种矿物质，经常食用有益于身体健康，可以毫无顾虑地多摄入水果。然而，对于脂肪肝患者，水果并非吃得越多越好，因为水果含有一定量的糖，长期过多摄入易引起血糖、血脂升高，甚至诱发肥胖等疾病。因此肥胖、糖尿病、高脂血症及脂肪肝患者不宜多吃水果。脂肪肝患者可食用苹果、梨等含糖量低的水果，必要时以萝卜、黄瓜、西红柿等蔬菜代替水果，尽量在餐前或两餐之间饥饿时进食，以减少正餐进食量。

五、营养合理搭配

脂肪肝患者应以低脂饮食为宜，并且要以植物油为主，同时应严格限制胆固醇的摄入量，如蛋黄、动物内脏、鱿鱼、鱼籽等高胆固醇食物。在碳水化合物摄入方面，严禁摄入富含单糖或双糖的食物，如冰激凌、糖果、高糖糕点及枣等。摄入过高的热量可导致体重增加、脂肪合成增多，从而加速肝细胞的脂肪变性。此外，牛奶中富含优质蛋白质和钙，适量饮用有益健康，但过量饮用则会导致热量过剩，对于肥胖性脂肪肝患者也不适宜，因此建议脂肪肝或肥胖性脂肪肝患者适量饮用脱脂牛奶或低脂牛奶。

第五章　医患互动空间

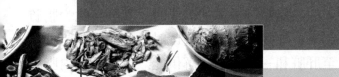

第一节　专家答疑

一、脂肪肝概述

1. 肝脏与脂肪代谢有何关系？

肝脏是各类营养素合成、分解、转化和储存的中心器官。肝脏分泌胆汁，参与脂肪在人体内的消化吸收，还能摄取血中游离脂肪酸合成甘油三酯，同时将甘油三酯与载脂蛋白结合释放入血，本身并不大量储存脂肪。健康人肝脏脂肪含量约为4%。当摄入的热能超过机体的需要时，其会转化为脂肪贮存起来，导致肥胖，当饥饿时，贮存的脂肪可被动员至肝脏和一些组织分解供能。如果肝脏内脂肪的分解和合成代谢失去平衡，合成过多超过了肝细胞的负荷能力，或者脂肪运出发生障碍，脂肪就会在肝细胞内堆积，形成脂肪肝。因此，脂肪肝与脂肪代谢可互为因果。

2. 脂肪性肝炎与病毒性肝炎有何区别？二者有何联系？如何区分？

脂肪性肝炎与病毒性肝炎有着本质的区别，它们分属于两种不同性质的肝脏疾病，只是临床表现有相似之处，因为两者均不同程度地降低了肝脏的正常代谢功能，使肝功能发生障碍，有一系列相似的胃肠道不适症状。

脂肪性肝炎是甘油三酯堆积所致的代谢性肝病的一个阶段，临床症状、肝功能异常及肝脏病变程度相对较轻，经积极治疗，肝脏病变常常可逆。

病毒性肝炎是由甲、乙、丙、丁等类型肝炎病毒感染所引起的以肝细胞损害为主的一组传染病。临床症状、肝功能异常及肝脏病变程度相对较重，疗程相对较长，不易痊愈，易复发。

二者又彼此联系，相互影响。急性病毒性肝炎恢复期患者或慢性病毒性肝炎患者由于肝脏氧化利用脂肪的能力低下，同时祛脂因素缺乏而使脂肪外移减少，加之治疗肝炎时长期大量口服或静脉注射葡萄糖，采用高能量饮食，以及过分限制体力活动，易并发高脂血症和脂肪肝，即所谓的"肝炎后脂肪肝"，进而加重原有病毒性肝炎的病情，导致病变迁延不愈。

因两病症状很难区分，对肝炎恢复期患者，若自觉症状反复、转氨酶或胆红素出现波动时，应注意是否存在肝炎后脂肪肝，特别是体重迅速增加、既往肥胖患者。

3. 脂肪肝会遗传吗?

临床上常有这样的情况，在一个家族中同时或先后有多个成员患脂肪肝。看来脂肪肝有家族聚集倾向，但脂肪肝会不会遗传呢?

脂肪肝主要是由肥胖、糖尿病、高脂血症等多种原因引起的肝细胞脂肪变性，而这些疾病都有家族聚集倾向，具有一定的遗传倾向性，医学上称其为多基因遗传性疾病，但父母有肥胖、糖尿病、高脂血症，子女并不一定都会发生这类疾病。遗传因素只有在不健康的生活方式和不科学的生活习惯的基础上才起作用。因此，脂肪肝本身并无遗传性，在脂肪肝的家族聚集性中，不健康的生活方式和不科学的饮食习惯等后天环境因素可能更为重要。

4. 脂肪肝等于肝硬化吗?

并不是所有脂肪肝患者的结局都是肝硬化。尽管从理论上讲，无论哪种原因造成的脂肪肝，因肝细胞肿胀"肥胖"并互相挤压，就必然压迫血管，使肝组织缺血缺氧，久而久之就会引起肝细胞变性坏死，以致进一步发展为慢性纤维化。近年来一些统计资料表明，如果因营养过剩、糖尿病、血脂异常和肥胖等引起的非酒精性脂肪肝，其预后相对较好。只要通过合理的治疗和调整日常饮食结构或科学的减肥措施，随着营养过剩的矫正及体重的减轻，可使甘油三酯在肝脏中堆积逐渐减少乃至逐步消失。这样不但使纤维化的概率降低，而且使脂肪肝消失。

但是，因长期服用损害肝脏药物而造成肝脏损害的，或因营养不良、慢性酒精中毒导致脂肪肝的患者，尤其是那些合并慢性肝炎的脂肪肝患者，预后相对欠佳，只有通过系统治疗才不会进一步恶化。

5. 脂肪肝与肝癌有关系吗？

脂肪肝不是肝癌的危险因素。但是，脂肪肝的某些病因，如饮酒、营养不良、药物及毒性物质损害等，既是脂肪肝的发病因素，也是肝癌的发病因素，因此，脂肪肝是肝癌发生的助动因素，可增加癌变的概率。

在肝炎病毒感染低发国家，长期嗜酒引起的肝硬化是肝癌的重要因素。在我国，酒精性肝硬化合并肝癌者几乎都伴有乙型肝炎病毒或丙型肝炎病毒的感染，而嗜酒和慢性病毒性肝炎并存者肝癌的发病率高，发病年龄提前，预期寿命短。非酒精性脂肪肝因肝硬化发病率低，出现较晚，因此，极少发生肝癌。

6. 儿童会不会得脂肪肝?

说起脂肪肝,人们一下就会想到大腹便便的中年男性,殊不知肥胖儿童患脂肪肝的情况并非罕见。

随着生活方式的改变,我国儿童脂肪肝发病率不断增高,主要有以下两个原因:一是孕期妈妈们的不良饮食习惯,无限制地增加自身的营养,导致热量摄入过高,体重增加过快,使得宝宝在出生时就体重超标,造成体内脂肪水平较高;二是儿童在成长过程中养成不良的生活习惯,喜欢吃高热能的食物和饮料,同时体力活动减少,因此导致体重不断增加,脂肪含量严重超标,过多的脂肪也在肝脏内积蓄起来,形成脂肪肝。更为重要的是,儿童和青少年肥胖和脂肪肝进展为肝纤维化和发生脂肪性肝炎比例较成人更高,并且与成年后肥胖以及脂肪肝、心血管疾病等发生密切相关。

7. 脂肪肝患者可以和正常人一样生活、工作吗?

脂肪肝的病情在很大程度上取决于其基础疾病的轻重。临床上,肥胖、糖尿病和酒精中毒是引起脂肪肝的三大病因。对于肥胖、糖尿病等引起的营养过剩性脂肪肝，如果能够加强自我保健，将血糖、血压控制稳定，可以和正常人一样工作、学习、结婚、生育以及参加适当的体育活动。同样，酒精性脂肪肝患者只要能够安全戒酒或避免过量饮酒，保持清醒头脑，也可参加正常工作，但不能过度疲劳。

8. 脂肪肝与代谢综合征有何关系？

脂肪肝与代谢综合征密切相关，两者有共同的发病因素，治疗上亦有所重叠。脂肪肝常被看作代谢综合征在肝脏的表现，是进一步的表达。代谢综合征是以胰岛素抵抗为中心的一系列表现，如肥胖、高血压、高血糖、高血脂、高尿酸等，临床上两病交叉较为多见。据统计，有代谢综合征的人，脂肪肝的患病率高；有脂肪肝的人，血糖、血脂异常等问题的发生率也高。建议糖尿病、高血压、肥胖、血脂异常患者尽早去医院进行B超、肝功能等检查，以明确是否患有脂肪肝。有脂肪肝的人也应监测血糖、血脂和血压，以排除是否合并代谢综合征。

值得强调的是，对脂肪肝的早防早控，特别是脂肪肝合并代谢综合征的患者，应将脂肪肝的预防提前到代谢综合征阶段。具体措施包括控制饮食，运动，减肥，血脂异常的治疗，高血压、痛风及高黏血症的治疗，心血管病与糖尿病的防治等。

9. 脂肪肝常与哪些疾病合并存在？

脂肪肝可以是一个独立的疾病，但更多见的还是全身性疾病在肝脏的一个病理过程。营养过剩性脂肪肝为代谢综合征的表现之一，常与肥胖症、糖尿病、高脂血症以及高血压、冠心病、痛风、胆石症等并存，或即将合并这些疾病。酒精性脂肪肝常伴有酒精中毒的其他表现，如酒精依赖、胰腺炎等。营养不良性脂肪肝常与慢性消耗性疾病，如肺结核、溃疡性结肠炎等并存。因此，对于B超发现的脂肪肝患者，应去医院做进一步检查，以明确脂肪肝的病因及可能并存的其他疾病。

二、脂肪肝的诊断

1. 肝脏合成功能受损主要表现在哪几个指标异常？

我们常把肝脏比作一个化工厂，它能够合成多种人体必需的物质，如蛋白质、脂肪、糖以及维生素、激素等。当肝脏功能受损，则这些指标会出现变化。临床上也会根据这些指标的变化判断肝脏功能受损的程度，同时根据指标的变化可以判断病情好转还是恶化。能够反映肝脏合成功能的指标有：

（1）白蛋白、球蛋白、白球比例、前白蛋白：这些指标主要反映肝脏蛋白合成的功能。如果蛋白合成功能受损，首先可以出现前白蛋白降低，然后出现白蛋白降低；在慢性肝脏疾病或肝硬化时可出现白蛋白降低，球蛋白升高，白球比例降低或倒置。

（2）总胆红素、直接胆红素、间接胆红素：这些指标主要反映胆红素代谢水平。在肝脏炎症时最多见的是胆红素、间接胆红素和直接胆红素同时增高，说明肝细胞炎症和胆管受损。

（3）凝血酶原时间：反映肝脏凝血物质合成功能。如果出现重型肝炎，凝血酶原时间则明显延长。

2. 脂肪肝还可以出现哪些指标异常？

除肝脏损伤指标外，脂肪肝患者还可能出现下列指标异常：

（1）BMI异常：通常衡量人体肥胖的常用指标为体重指数（BMI），所谓体重指数是指体重（kg）除以身高（m）的平方。正常体重指数为18.5～24，

24～28为超重，28以上则属于肥胖。

（2）腰围、臀围、腰臀比：正常人的腰臀比为男性0.9，女性0.85，超过比例属中心型肥胖。

（3）脂代谢异常：脂肪性肝病患者往往会出现总胆固醇和（或）甘油三酯增高，低密度脂蛋白增高，高密度脂蛋白下降，载脂蛋白下降。以上均说明患者存在脂肪代谢障碍。

（4）糖代谢异常：脂肪肝常合并糖代谢异常，表现为空腹血糖升高，肥胖患者还可能出现空腹血清胰岛素增高的现象。有些人空腹血糖并不增高，但是糖化血红蛋白增高，也说明有糖代谢异常。

（5）血清尿酸增高：一般人体内血清尿酸不高，但是在脂肪肝患者尤其是酒精性脂肪肝患者中血清尿酸增高者为数不少，主要与肥胖、饮酒和进食高嘌呤饮食有关。高嘌呤饮食包括动物脑、内脏、沙丁鱼、凤尾鱼、肉汁、浓肉汤等。当然，当肾功能受损时，尿酸排泄障碍，也可能出现高尿酸血症。

3. 脂肪肝为何会引起肝功能的异常？

由于肝细胞内脂肪过度堆积，引起肝细胞的代谢障碍，继而损伤肝细胞，肝细胞发生坏死使肝功能异常，表现为谷丙转氨酶和谷草转氨酶轻度升高，但很少超过正常值的4倍，脂肪肝也可引起胆红素和碱性磷酸酶的升高，随着脂肪肝的好转，转氨酶、胆红素及碱性磷酸酶也逐渐恢复正常。所以对那些转氨酶总是升高又尚未查明原因的人，一定要警惕脂肪肝，必要时行肝穿刺组织学检查加以确诊。

4. 如何早期发现脂肪肝？

脂肪肝是一种常见的弥漫性肝病，如能及时诊治可使其逆转；反之，部分患者可发展为脂肪性肝炎，甚至肝硬化。脂肪肝诊断缺乏特异性的临床表现及实验室指标，现主要采用B超和CT诊断。通过影像学检查可初步明确脂肪肝的有无及其程度轻重。鉴于B超具有经济、迅速、无创伤等特点，因此，定期给脂肪肝高危人群做肝脏B超检查是早期发现脂肪肝的最佳方法。

脂肪肝的高危人群主要包括肥胖症，特别是中心型肥胖患者；糖尿病，特别是成年2型糖尿病患者；长期中等量以上饮酒者；高脂血症，特别是有甘油三酯升高者；长期服用对肝脏有损害作用的药物者；多坐少动的中老年人；以及有肥胖症、糖尿病和脂肪肝家族史人群。有上述危险因素者要有自我保健的意识，每半年到一年做一次B超检查以便及早发现脂肪肝。

5. 为什么说超声诊断是脂肪肝的首选诊断方法？

首先，B超检查可以清晰地显示肝脏轮廓及肝实质的形态和结构，肝脏的各种不同病变能够显示不同的声像图，从而对各种肝病做出病因诊断。B超可检出肝脂肪含量达30%以上的脂肪肝，肝脂肪含量达50%以上的脂肪肝，超声诊断敏感性可达90%。

其次，B超检查费用低廉，与CT、MRI等昂贵的检查相比，后者诊断准确度更高，但B超费用少，操作方便，且无放射性。所以，B超现已作为脂肪肝的首选诊断方法，并广泛应用于人群脂肪肝发病率的流行病学普查。但应注意，体型肥胖者其腹壁肥厚，也可使B超的声像图衰减，导致一些肝内并无脂肪沉积者误诊为脂肪肝。另外，B超对肝内脂肪堆积程度仅能做粗略的判断。

6. 肝脏CT检查对脂肪肝的诊断价值有哪些？

CT检查可以清晰地显示肝、胆、胰的形态和结构，对诊断肝脏疾病有很大的帮助，可以用来确定脂肪肝的有无及其程度。CT检查不受腹部脂肪和结肠等含气脏器的干扰，因此对脂肪肝的诊断及其程度的判断优于B超检查，且能确认局灶性脂肪肝。除了可用它对脂肪肝进行分型外，还可观察治疗前后肝脏体积的大小和密度变化。但其价格昂贵，且有一定的放射性，因此，CT检查并不是诊断脂肪肝的常用方法。

三、脂肪肝的防治

1. 为什么要重视脂肪肝的防治?

当前，许多脂肪肝患者对于脂肪肝治疗的认知存在几大误区：第一，认为脂肪肝不是病，治不治无所谓；第二，脂肪肝不可能治愈，只能听之任之；第三，治疗脂肪肝主要靠保健品和药品；第四，治疗脂肪肝只要戒酒、减肥就行，无须医生指导。

针对这些错误认识，肝病专家指出，通常情况下，脂肪只会在肝细胞内无害堆积，这种单纯性脂肪肝并不会造成肝脏严重损害，而重度脂肪肝，如脂肪性肝炎、脂肪性肝纤维化或脂肪性肝硬化，会对人体造成极大损害。肝脏病变常常影响人的消化功能，特别是脂肪肝能使人体对于脂类的吸收发生障碍，人体能量代谢发生紊乱，从而降低机体对病原菌、病毒及其他致病微生物的防御能力，加重原有病变。脂肪肝见于各种疾病，也影响其他疾病的恢复。许多疾病之所以久治不愈，肝功能不恢复，就是因为脂肪肝的存在。消除脂肪肝能够减缓形成肝硬化的时间，避免发生肝功能衰竭，也有利于其他疾病的治疗。

脂肪肝是可逆转性病变，早期诊断和积极治疗非常重要。积极预防和治疗脂肪肝，有利于肝功能的恢复，使消化功能逐渐改善，从而改善体质，有利于恢复健康。一些重度脂肪肝患者必须采取药物干预的方式来保护肝细胞，避免各类并发症的发生。

2. 脂肪肝，特别是没有症状的脂肪肝是否需要治疗？

脂肪肝在早期一般无明显的症状，这是因为：第一，脂肪肝多是一种慢性过程，发病及进展缓慢；第二，肝脏没有痛觉神经，轻微病变时没有明显的疼痛感觉；第三，肝脏有很强的代偿能力，只要有1/3的肝脏组织在起作用，人体就可以维持正常生活。

因此临床上多数的脂肪肝是在体检或因其他疾病就诊时影像学检查偶然发现的，并无明显的临床表现，甚至发展成脂肪性肝炎时患者仍无特异症状。故一些患者误认为脂肪肝是亚健康状态或静止性疾病，非真正的疾病，无伤大雅，故而听之任之。其实，脂肪肝的严重程度与其临床表现并不平行。脂肪肝的出现意味着体内的脂代谢紊乱已较为严重，更有并发高脂血症、糖尿病、高血压、冠心病、脑中风的危险。持续不愈的脂肪性肝炎还会导致肝纤维化和肝硬化。因此，应高度重视脂肪肝这一隐形杀手，即使没有症状，也需及时采取有效治疗措施，以阻止脂肪肝进展及心脑血管疾病的发生。

3. 为什么说脂肪肝可逆，但不等于可以不治而愈？

许多患者错误地认为既然是可逆性疾病，只要稍加注意，不喝酒、多运动就会不治自愈，这种观点是片面的。脂肪肝初期可通过改变不良的生活方式，并配合调脂进行治疗，防止病情恶化。但中度或重度脂肪肝就必须进行规范治疗和合理用药，因为这两个阶段的脂肪肝患者肝功能已经受到损害，并出现合并症，并不能靠单纯的改变生活方式就能解决。

所以，脂肪肝患者应立即积极对症治疗。除了改善生活方式，如合理膳食、增加运动、节制饮酒外，适当的药物治疗是十分必要的。目前多采用中西医结合疗法，一方面做降脂、降胆固醇的调理，维持相对正常的血脂及血糖水平；一方面针对肝功能进行抗纤维化、促进肝细胞再生、提高免疫力的治疗。

4. 脂肪肝能否彻底治愈？临床治愈的标准是什么？

尽管大多数脂肪肝可以逆转，但脂肪肝通常为慢性疾病，且复发率极高，因此，脂肪肝患者需要长期接受以饮食、运动、行为修正等为主的综合性治疗，不可轻易中断或放弃。对于单纯性酒精性脂肪肝，戒酒绝对有效，肝内脂肪沉积一般在戒酒数周或数月内完全消退。大多数药物性脂肪肝患者在及时停用相关药物后2～3个月内肝内脂肪沉积可完全消退。妊娠期急性脂肪肝经过有效治疗，肝内脂肪沉积可完全消退。因此，脂肪肝是一可逆性疾病，早期有效治疗可彻底治愈，如任其发展，当脂肪性肝炎发展至肝硬化阶段，则病变不再可逆，即使积极治疗也很难使肝脏病变恢复正常。所以，脂肪肝的早期发现、及时有效治疗对改善预后、阻止慢性肝病进展十分重要。

目前尚无统一的脂肪肝临床治愈标准，应在观察多种指标后综合评价。除转氨酶等肝功能指标正常、肝脏影像学治愈和（或）肝活检组织学好转或逆转外，还需关注BMI、腰围及伴随的代谢综合征的改善。远期可能还需比较治疗后肝硬化、肝癌以及糖尿病、心脑血管事件和代谢综合征相关肿瘤是否减少。

5. 保健食品能治疗脂肪肝吗？

保健食品是指具有特定保健功能的食品，适宜特定人群食用，具有调节机体功能的功效，但其不以治疗为目的，因而不能作为药品来使用，更不能代替正常的膳食。另外，各种保健食品的功效是不完全一样的，也不是每个人都适宜食用的。

目前市场上保健食品种类很多，其中不乏质量不合格的产品，有些甚至被宣传成包治百病的灵丹妙药，使不少消费者错把其当作治疗药品，致使延误病情。尽管有些保健品有可能加快脂肪肝的康复，或改善脂肪肝患者的临床症状，并在一定程度上调节血脂和血糖，但它们绝不可以代替治疗药物，不能根治脂肪肝。为此，患者应具备基本的辨别知识，看清商品的批号，提高自我保护能力，不要把保健品当药品。

6. 饮食控制时，如何根据体重变化调整进食量？

脂肪肝患者应在营养师的指导下记录每日进食情况。饮食日记应包括：进食的时间、餐次、食物品种、数量和相应的体重变化，绘制体重变化曲线，并根据体重变化酌情调整每周的进食量。

7. 快速减轻体重是否对脂肪肝患者有益？

大量研究表明，体重的减轻有助于脂肪肝患者肝功能及肝脏病理的改善，但快速减肥有害无益，反而会加重肝脏的负担。最快的减肥速度为每周减重0.5～1kg，最安全的速度为每月减重0.5～1kg。因此，减重治疗需在医生或营养师的指导下进行，同时必须监测体重和肝功能。

8. 为什么节食减肥一定要在医生指导下进行？

节食减肥如果安排不当，不仅不会收到良好的效果，还可能带来严重的并发症，尤其是进行低热量和极低热量饮食疗法的患者。对于在节食减肥过程中感到极度乏力的患者，必须放慢节食的速度，仔细检查食谱中是否有足够的蛋白质，特别是优质蛋白，因为这些蛋白质含有某些人体必需的氨基酸，不足时会影响机体的整体功能。必需脂肪酸太少也会导致某些功能障碍。而碳水化合物太少则会诱发酮症，导致机体供能不足。当然，维生素及无机盐对于健康也很重要。所以，节食减肥治疗也需在营养科医生指导下进行。

9. 在节食减肥过程中如何获得饱腹感?

在节食减肥的过程中，患者常反映有饥饿感，为此，可通过以下方法获得饱腹感：

（1）饭前吃水果或喝汤：吃饭前吃一个水果，如苹果、桃子、香蕉、西瓜、梨、黄瓜等；或喝一点蔬菜汤，如青菜汤、冬瓜汤、番茄汤等，可以在某种程度上抑制食欲，增加饱腹感。

（2）多吃低热量、体积大的食品获得饱腹感：如海带、海藻、魔芋、菌类、黄瓜等，含热量少、膳食纤维多，凉拌或蒸煮后食用。

（3）细嚼慢咽：减慢进食速度，延长进食时间，可增加饱腹感，减少食物摄入。

（4）药物辅助疗法：对于中、重度肥胖症伴有糖尿病、高脂血症的脂肪肝患者，在控制饮食、增加运动、修正不良行为的同时，必要时可加用减肥药物抑制食欲、增加饱腹感。

10．理想的药物应具备哪些特点？脂肪肝的治疗有特效药吗？

理想的药物应具备高效、安全、应用方便、价格适中、依从性高等特点。

目前，市场上"保肝"药物很多，许多患者经常辗转于各大医院或药店寻求治疗脂肪肝的特效药物，事实上，由于脂肪肝的发病机制尚未完全阐明，迄今为止尚无理想的治疗药物。且较多药物主要通过肝脏代谢，应用不当，非但对脂肪肝无效，反而有可能加重肝脏损害，故脂肪肝患者用药应慎重。

目前在脂肪肝的综合治疗中，临床上主要采用的是改善胰岛素抵抗和治疗代谢综合征的药物。保肝药物仅仅是一种辅助治疗措施，主要用于伴有转氨酶升高的脂肪性肝炎患者，短期内会有一定作用，但值得注意的是，即使采用药物治疗，亦应在饮食和运动治疗的基础上进行。必须指出的是，这些非药物治疗措施需要贯彻终身，不可过度依赖药物，否则可能诱发药源性疾病，加重脂肪肝。

11. 脂肪肝药物治疗的目的是什么？治疗时间需多长？

脂肪肝药物治疗的目的在于减轻肝细胞脂肪变性，防止肝内炎症、坏死和纤维化，以阻止肝病的进展。

脂肪肝患者在长期接受以饮食、运动、行为修正等为主的综合性治疗时，可适当配合短期的药物治疗，疗程一般为6个月至2年，必要时根据临床症状及实验室检查结果"按需进行"，以巩固疗效。

12. 脂肪肝在何种情况下使用保肝药物？停药指征是什么？

并非所有的脂肪肝患者均需服用保肝药物。过多应用保肝药会加重肝脏负担，出现事与愿违的结果。故用药前应该仔细权衡利弊。保肝药物作为辅助治疗，其适用范围为：①伴有肝功能异常或肝活检确诊脂肪性肝炎，特别是合并进展性肝纤维化者；②脂肪性肝炎、进展性肝纤维化的高危人群，例如年龄＞45岁、合并代谢综合征或2型糖尿病的中老年脂肪肝患者；③酒精性脂肪肝已戒酒3个月或非酒精性脂肪肝基础治疗6个月仍无效，或所采用的基础治疗有可能导致肝病恶化，或隐源性脂肪肝有慢性肝病相关征象者。

保肝药物的停药指征：治疗半年以上，或用至血清转氨酶恢复正常，影像或肝活检提示脂肪肝消退。

13. 脂肪肝可以选择中医药治疗吗? 疗效如何?

目前用于脂肪肝治疗的西药品种有限，许多降脂西药因有肝脏毒性而在脂肪肝的临床应用中受到限制。而中医在整体观念和辨证论治的理论指导下，可对脂肪肝进行综合调理，常用中药中有肝损伤不良反应者较少，因而脂肪肝优先推荐中医药治疗。

脂肪肝的治疗尚无明确标准和规范，目前仍以生活方式修正、饮食调整和运动减肥或控制体重为基础。实践证明，使用中医药治疗时，如辨证遣方准确，可迅速缓解患者症状；如辨病选药得当，能加速患者康复，其疗效正被越来越多的患者认可，在临床上所占的地位也越来越重要。

14. 中医药治疗脂肪肝有哪些手段和方法?

辨证论治的汤药处方是治疗脂肪肝的主要选择，除此之外，中药丸、散、膏、丹方以及颗粒剂等均可辨证应用。传统针灸及耳针、推拿、按摩、中药穴位敷贴等亦较为常用。为保证疗效，其选择原则有三：均需在中医辨证论治理论指导下进行；合理选择适应证，如膏丹外敷以消痞块为宜；适当结合患者的意愿。

15. 哪些中药有减肥降脂的作用？

动物实验及临床研究发现，许多单味中药制剂及其复方有不同程度的减肥降脂和防治脂肪肝的作用。常用的有以下几种：

（1）决明子：清肝明目，润肠通便。药理实验表明有降压、降脂、减肥、抑菌等作用。炒后泡茶饮，有轻泻作用，可干扰脂肪和糖类的吸收，为减肥最常用药物之一。

（2）荷叶：清热利湿，尤宜于暑天减肥，可入汤剂或煮荷叶粥。

（3）泽泻：利小便，清湿热。可减肥、降脂、抗动脉粥样硬化和防治脂肪肝。

（4）茯苓：利水渗湿，健脾宁心。有利尿、预防肝细胞损伤、抗肿瘤等作用。

（5）汉防己：利水消肿，祛风止痛。适用于水湿浮肿之肥胖者，尤其是老年期肥胖或妇女更年期肥胖伴高血压、脂肪肝、关节疼痛者。

（6）黄芪：减肥方中常用黄芪，以作补气健脾利湿之用。

（7）何首乌：润肠通便，解毒消肿。因含蒽醌类物质，故具轻泻作用，能抑制脂肪与糖类在肠道的吸收，并促进其排泄，而起降脂减肥作用。在食用何首乌和含有何首乌成分的膏方偏方时，必须遵医嘱正确服用，而且不宜长期、超量服用。如何首乌服食不慎，会引起肝损伤。

（8）山楂：化饮食，消肉积。现代药理研究表明，山楂能增强心肌收缩力，增加心输出量，减慢心率，扩张冠状动脉，具有降血压、降血脂等作用。

（9）枸杞子：补肝阴，养肝血，益精明目。现代药理研究表明，枸杞子能降血糖，抑制脂肪在肝细胞内沉积，促进肝细胞新生，并具有降压功效。用量 10~15g，可煮粥、制作菜肴，亦可冲泡代茶饮。

（10）大黄、丹参、当归、川芎、生地、虎杖、防风、白术、海藻等，均有不同程度的减肥、降脂、促进肝内脂肪消退，甚至具有保护肝细胞，防治肝纤维化之功效。

临床上，可根据辨证施治的原则合理组方或选用单味成药，以减轻患者的症状，促进肝内脂肪消退，防治并发症。

16. 哪些中药有解酒的作用?

历代医家通过摸索,发现某些中药可缓解饮酒过度出现的症状,尽管其作用机制尚待研究,但大多已被临床医生认可而广泛用于酒精性脂肪肝的治疗。

(1)枳椇子:能治酒醉,烦热,口渴,呕吐,二便不利等。

(2)葛花:善解酒毒,醒脾,和胃解渴,主治饮酒过度,头痛头昏,烦渴呕吐,胸膈饱胀等症。

(3)草果:具燥湿散寒、除痰截疟之功。

(4)高良姜:散寒止痛,温中止呕。

(5)菊花:疏散风寒,平肝明目,清热解毒。

(6)竹茹:清热化痰,除烦止呕。

(7)白扁豆:健脾,化湿,消暑。

(8)肉豆蔻:温中行气,固肠止泻,消食。

17. 脂肪肝合并高血压的患者如何治疗?

除减肥、戒烟、限制食盐及脂肪的摄入等非药物治疗外,降压药的选择也甚为重要。血管紧张素转化酶抑制剂卡托普列、依那普列等能改善糖和脂质代谢、降低血糖,防止糖尿病、肾病的发展,又没有严重的不良反应,是高血压合并糖尿病的脂肪肝患者较为理想的降压药。α受体阻滞剂哌唑嗪能改善糖代谢，亦可选用。钙离子拮抗剂硝苯地平控释片对血糖无明显影响，且对心脏血管有独特的保护作用，对血管和心脏受累较重的患者非常有益。

18.　儿童脂肪肝如何防治？

随着肥胖儿童的增多，儿童脂肪肝亦相当普遍。其发生与遗传、饮食和运动量水平相关。同时符合以下条件者方可诊断为肥胖性脂肪肝：身体肥胖，B超检查诊断有不同程度的脂肪肝；临床症状可有乏力、纳差、胁痛；血脂增高；肝功能异常：谷丙转氨酶轻度或中度升高。

单纯性肥胖症合并脂肪肝的治疗多采用非药物治疗，根据具体情况制定个体化的综合治疗方案。综合治疗最主要的目标是降低体重，减肥也是目前唯一能逆转脂肪肝进程的方法，早期是可以逆转的。但对处于成长发育时期的儿童而言，减肥实属不易。建议对患儿进行健康教育，全家动员，积极配合，充分发挥家长的作用，监督和鼓励孩子少吃多动，改变不良生活方式，改善饮食结构，限制高脂肪饮食，适当供给高蛋白（牛奶、鱼类、豆制品）和足量的维生素以保证营养供给。

控制饮食时，辅以有氧运动则可使能量消耗增加，分解更多的脂肪，使机体的构成比发生有益的变化，同时增强体质，有助于改善胰岛素抵抗、控制血糖、降低血脂和血压，以促进肝内脂肪沉积消退。根据病情轻重程度制定不同的运动方式和运动量，如慢走、慢跑、跳绳、做操等有氧运动。运动量以出现微汗为宜，时间以30~60分钟为宜。

在坚持饮食和运动治疗的基础上，体重仍不能满意控制者，应考虑在医生的指导下合理选择药物治疗。遗憾的是，迄今尚缺乏统一的标准，建议借鉴成人的基本治疗。但一般不推荐儿童使用减肥药。对10岁以上2型糖尿病患儿，可应用胰岛素增敏剂——盐酸二甲双胍。维生素E和葫芦素片口服方便，依从性好，对谷丙转氨酶较高的脂肪性肝炎儿童能降低转氨酶、保护肝细胞，可在临床推广使用。也可遵医嘱慎重使用降脂药物。对伴或不伴高血压、糖尿病、高胆固醇血症或有家族心血管疾病史的超重或肥胖儿童，建议每隔1年做1次肝功能检查。

第二节　名医名院

1. 华北地区

所在地	医院名称	医院地址	姓名	职称
北京	北京协和医院	北京市东城区东单北大街53号	钱家鸣	主任医师
			杨爱明	主任医师
			李景南	主任医师
			柯美云	主任医师
			鲁重美	主任医师
	北京地坛医院	北京市朝阳区京顺东街8号	卢联合	主任医师
			陈凤欣	副主任医师
	北京佑安医院	北京市丰台区右安门街道右安门外西头条8号	李雪梅	主任医师
			刘建京	主任医师
			金　瑞	主任医师
			范丽娟	副主任医师
	中国中医科学院中医门诊部	北京市东城区东直门内北新仓18号	何丽云	主任医师
			樊新荣	主任医师
	中国人民解放军总医院	北京市海淀区复兴路28号	刘迎娣	主任医师
			汪鸿志	主任医师
			郑文尧	主任医师

所在地	医院名称	医院地址	姓名	职称
北京	北京大学人民医院	北京市西城区西直门南大街11号	魏　来	主任医师
			王　豪	主任医师
			孙　焱	副主任医师
			房继莲	副主任医师
			李晓波	副主任医师
	北京中医医院	北京市东城区美术馆后街23号	孙凤霞	主任医师
			徐春军	主任医师
			苏经格	主任医师
			刘　敏	主任医师
			刘　汶	主任医师
			王国玮	主任医师
河北	河北省人民医院	河北省石家庄市和平西路348号	王玉珍	主任医师
			张曼利	主任医师
			苏少慧	主任医师
			康喜荣	主任医师
	河北省中医院	石家庄市长安区中山东路389号	白海燕	主任医师
			苏春芝	主任医师
			薄敬华	主任医师
			张金丽	副主任医师

续表

所在地	医院名称	医院地址	姓名	职称
河北	石家庄市第一医院	石家庄市长安区范西路36号	薛　辉	副主任医师
			张晓博	主任医师
			周秀丽	主任医师
	河北医科大学第一医院	河北省石家庄市东岗路89号	佟立新	主任医师
			申　伟	主任医师
			王淑云	主任医师
山西	山西省人民医院	山西省太原市双塔寺东街29号	王俊平	主任医师
			刘　俊	主任医师
			李　霞	副主任医师
	山西省中医院	太原市迎泽区并州西街46号	白平昌	主任医师
			李怀长	主任医师
			梁瑞敏	主任医师
	山西省中西医结合医院	山西省太原市府东街13号	陈小冰	主任医师
			赵小婷	副主任医师
内蒙古	内蒙古自治区人民医院	内蒙古自治区古呼和浩特市赛罕区昭乌达路20号	安纪红	主任医师
			孟江涛	主任医师
			倪　文	副主任医师
			郭换珍	副主任医师
	内蒙古医科大学附属医院	呼和浩特市通道北路1号	陈春华	主任医师
			侯叶廷	副主任医师

2. 华东地区

所在地	医院名称	医院地址	姓名	职称
上海	复旦大学附属华山医院	上海市静安区乌鲁木齐中路12号	施光峰	主任医师
			黄玉仙	主任医师
			邱冬妮	副主任医师
			戎 兰	副主任医师
			卢 清	副主任医师
	上海交通大学医学院附属仁济医院	上海市闵行区江月路2000号	茅益民	主任医师
			马 雄	主任医师
	上海交通大学医学院附属新华医院	上海市杨浦区控江路1665号	范建高	主任医师
			陈源文	主任医师
			李定国	主任医师
			宗春华	主任医师
			王如涛	主任医师
	上海市第一人民医院	上海市虹口区海宁路100号	陆伦根	主任医师
			万 荣	主任医师
			汪佩文	主任医师

所在地	医院名称	医院地址	姓名	职称
江苏	江苏省中医院	南京市秦淮区汉中路155号	沈　洪	主任中医师
			叶　柏	主任中医师
			陈涤平	主任中医师
			翟玉祥	主任中医师
			于文英	主任中医师
			陈横昌	主任中医师
			余季阎	主任中医师
			沈　光	主任中医师
			陈友亮	主任中医师
			周晓虹	主任中医师
			汪　红	主任中医师
			周晓波	主任中医师
			吴　静	主任中医师
			董　筠	主任中医师
			徐　艺	主任中医师
			邵　铭	主任中医师
			白　浩	主任医师
			陈四清	主任中医师
			赵建学	主任医师
			薛博瑜	主任中医师

续表

所在地	医院名称	医院地址	姓名	职称
江苏	南京军区南京总医院	江苏省南京市玄武区中山东路305号	刘　炯	主任医师
			杨妙芳	副主任医师
			季洪赞	副主任医师
	江苏省第二中医院	江苏省南京市南湖路23号	孙志广	主任中医师
			郑　亮	主任中医师
			沈　佳	主任中医师
	江苏省中西医结合	江苏省南京市红山路十字街100号	陆　敏	主任医师
			韩志忠	主任中医师
			魏兰福	主任中医师
			滑永志	副主任中医师
	江苏大学附属医院	镇江市解放路438号	张　炜	主任医师
			张宇川	主任医师
			蒋小猛	副主任医师
	南京市鼓楼医院	南京市鼓楼区中山路321号	吴　超	主任医师
			孙　静	主任医师
			唐　勤	主任医师
			张昭萍	副主任医师
			陈　重	副主任医师

续表

所在地	医院名称	医院地址	姓名	职称
江苏	苏州大学附属第一医院	苏州市姑苏区十梓街188号	严　辉	主任医师
			陈卫昌	主任医师
			庞雪芹	副主任医师
浙江	浙江省人民医院	浙江省杭州市上塘路158号	郑卫华	主任医师
			潘红英	主任医师
			童永喜	主任医师
			杨丹红	主任医师
			黄海军	副主任医师
			汪国运	副主任医师
			周　瑛	副主任医师
	浙江省中医院	杭州市上城区邮电路54号	叶卫江	主任医师
			朱　东	副主任医师
			傅淑艳	副主任医师
			叶　蕾	副主任医师
	浙江大学附属第一医院	杭州市上城区庆春路79号	陈卫星	主任医师
			姜玲玲	主任医师
			厉有名	主任医师
			虞朝辉	主任医师
			徐承富	副主任医师
			沈　哲	副主任医师
			张雪群	副主任医师
			金　希	副主任医师

续表

所在地	医院名称	医院地址	姓名	职称
浙江	浙江大学附属第二医院	杭州市上城区解放路88号	杜　勤	主任医师
			钱可大	主任医师
			赵昌峻	主任医师
			宋震亚	主任医师
			王彩花	主任医师
安徽	中国科学技术大学附属第一医院（安徽省立医院）	安徽省合肥市庐江路17号	吴晓玲	主任医师
			李　磊	副主任医师
			徐　静	副主任医师
	蚌埠医学院第二附属医院	蚌埠市龙子湖畔宏业路220号	闻　静	副主任医师
			杨青杨	副主任医师
			邵　明	副主任医师
			张成斌	副主任医师
	安徽医科大学第一附属医院	合肥市蜀山区绩溪路218号	许夕海	主任医师
			苏　菲	主任医师
			李　旭	主任医师
			余鑫之	主任医师
			尹华发	主任医师
	安徽省中医院	合肥市梅山路117号	邹晓华	主任医师
			石美雅	副主任医师
			郭占云	副主任医师

续表

所在地	医院名称	医院地址	姓名	职称
福建	福建医科大学附属协和医院	福建省福州市新权路29号	王小众	主任医师
			陈丰霖	主任医师
			王国平	主任医师
			李　丹	主任医师
			张莉娟	副主任医师
	福建中医药大学附属人民医院	福州市台江区八一七中路602号	林　瑜	主任医师
			施光亚	主任医师
			林越汉	主任医师
			郑　琳	副主任医师
	厦门大学附属中山医院	厦门市湖滨南路201－209号	王　琳	主任医师
			陈立刚	副主任医师
			潘金水	副主任医师
			周静平	副主任医师
	福建省南平市第一医院	南平市延平区中山路317号	陈仕俤	主任医师
			蒋　琪	主任医师
			姚秀平	副主任医师
江西	江西省人民医院	南昌市爱国路152号	胡坚方	主任医师
			陈建勇	主任医师
			李小平	主任医师

所在地	医院名称	医院地址	姓名	
江西	江西中医学院附属医院江西省中医院	南昌市八一大道445号	甘　淳	主任
			江一平	主任中医师
			傅　萍	主任中医师
			李龙华	主任中医师
			彭莉莉	副主任中医师
	南昌大学第一附属医院	南昌市东湖区永外正街17号	王崇文	主任医师
			王文中	主任医师
			张焜和	主任医师
			王　健	主任医师
	南昌市第一医院	江西省南昌市象山北路128号	叶华曦	主任医师
			李　宾	副主任医师
山东	山东大学齐鲁医院	济南市文化西路107号	王　凯	主任医师
			丛雅琴	主任医师
			范晓鹏	副主任医师
			孟繁立	副主任医师
			戚朝霞	副主任医师

续表

所在地	医院名称	医院地址	姓名	职称
山东	山东省立医院	济南市经五纬七路324号	张春清	主任医师
			孙成刚	主任医师
			冯　凯	主任医师
			杨崇美	主任医师
			蒋　莹	副主任医师
	山东省中医院	济南市历下区文化西路42号	尹常健	主任医师
			李　勇	主任医师
			王　磊	副主任医师
			王伟芹	副主任医师
	青岛大学医学院附属医院	青岛市江苏路16号	边　城	主任医师
			刘涵云	副主任医师
			毕春花	副主任医师

3. 东北地区

所在地	医院名称	医院地址	姓名	职称
辽宁	辽宁中医药大学附属医院	沈阳市皇姑区崇山东路72号	汤立东	主任医师
			白　光	主任医师
			张贵元	主任医师

续表

所在地	医院名称	医院地址	姓名	职称
辽宁	辽宁省人民医院	沈阳市沈河区文艺路33号	李　艳	主任医师
			杨　立	主任医师
			李红菊	主任医师
			王　岩	副主任医师
			李志涵	副主任医师
	中国医科大学第一附属医院	沈阳市和平区南京北街155号	迟　晶	主任医师
			黄玉红	主任医师
	大连医科大学附属第一医院	大连市中山路222号	赵　钢	主任医师
			刘丽娜	主任医师
			戴　宁	主任医师
			姜　虹	主任医师
			王　超	主任医师
			朱　磊	副主任医师
吉林	吉林市中心医院	吉林市船营区南京街4号	郭兮钧	主任医师
			刘艳秋	主任医师
			王东明	主任医师
			武　杰	副主任医师
			杨　素	副主任医师

续表

所在地	医院名称	医院地址	姓名	职称
黑龙江	哈尔滨医科大学附属第一医院	哈尔滨市南岗区邮政街25号	史立军	主任医师
			徐 丹	副主任医师
			薄挽澜	副主任医师
			赵贤姝	副主任医师
	哈尔滨医科大学附属第二医院	哈尔滨南岗区保健路148号	韩明子	主任医师
			许 军	副主任医师
			曲 波	副主任医师
			张学彦	副主任医师
	黑龙江省医院	黑龙江省哈尔滨市香坊区中山路82号	张沛怡	主任医师
			石春林	主任医师
			孙秀芝	主任医师
	黑龙江省中医院	哈尔滨市香坊区三辅街142号	潘 洋	主任医师
			吴屹波	副主任医师

4. 西北地区

所在地	医院名称	医院地址	姓名	职称
陕西	陕西省人民医院	西安市友谊西路256号	史丽萍	主任医师
			周　健	副主任医师
			何小勤	副主任医师
			吕飒美	副主任医师
	陕西省中医院	西安市莲湖区西华门4号	薛敬东	主任医师
			张瑞霞	主任医师
			支军宏	主任医师
			成冬生	主任医师
			李煜国	主任医师
	西安交通大学医学院第一附属医院	西安市雁塔区雁塔西路277号	李长顺	主任医师
			宋政军	主任医师
			厉英超	副主任医师
	陕西中医学院附属医院	咸阳市秦都区渭阳西路副2号	常占杰	主任医师
			李京涛	副主任医师
新疆	克拉玛依市独山子人民医院	克拉玛依市独山子新疆长庆路1号	黄　维	副主任医师

5. 西南地区

所在地	医院名称	医院地址	姓名	职称
四川	四川省人民医院	成都市青羊区一环路西二段32	李良平	主任医师
			赵光斌	主任医师
			邱春华	副主任医师
	成都军区总医院	成都市蓉都大道天回路270号	蒋明德	主任医师
			曾维政	主任医师
			秦建平	主任医师
			吴晓玲	副主任医师
	成都医学院第一附属医院	成都市新都区宝光大道278号	李小安	主任医师
			孙敬平	主任医师
			何 峰	副主任医师
	成都市第一人民医院	成都市高新区万象北路18号	黎世尧	主任医师
			刘芙成	主任医师
			潘 涛	主任医师
			陆德云	主任医师
			邢道权	副主任医师
			李晓芳	副主任医师

6. 中南地区

所在地	医院名称	医院地址	姓名	职称
湖北	华中科技大学同济医学院附属协和医院	武汉市江汉区解放大道1277号	徐可树	主任医师
			叶　进	主任医师
			杨　玲	主任医师
			宋宇虎	主任医师
	湖北省人民医院	湖北省武汉市武昌紫阳路99号	谭诗云	主任医师
			陈晓蓓	副主任医师
			向龙奎	副主任医师
	武汉市中西医结合医院	武汉市硚口区中山大道与利济北路交汇处东北	时昭红	主任医师
			江必武	副主任医师
			李桂珍	副主任医师
湖南	中南大学湘雅医院	中国湖南长沙市湘雅路87号	谢玉桃	主任医师
			刘小伟	主任医师
			张桂英	主任医师
			冷爱民	主任医师
	湖南省人民医院	湖南省长沙市解放西路61号	胡小宣	主任医师
			张　征	副主任医师
			旷　嘉	副主任医师

所在地	医院名称	医院地址	姓名	职称
湖南	长沙市第一医院	长沙市营盘路311号	刘　丽	主任医师
			黄　萍	副主任医师
			曾　微	副主任医师
	湖南中医药大学第一附属医院	湖南长沙韶山中路95号	谌宁生	主任医师
			熊　焰	主任医师
			黄裕红	主任医师
			陈兰玲	主任医师
			阳　航	副主任医师
河南	河南省人民医院	河南省郑州市纬五路7号	于　静	主任医师
			张炳勇	主任医师
			曹名波	主任医师
			袁　媛	副主任医师
			杨　惠	副主任医师
			兰　玲	副主任医师

续表

所在地	医院名称	医院地址	姓名	职称
河南	河南省中医院	郑州市东风路6号	牛学恩	主任中医师
			高 翔	主任中医师
			党中勤	主任中医师
			孙晓娜	主任医师
			张玉峰	副主任中医师
			王宇亮	副主任中医师
	郑州大学第一附属医院	郑州市建设东路1号	褚燕君	主任医师
			徐 芸	主任医师
			程 鹏	副主任医师
	河南中医学院第一附属医院	河南省郑州市人民路19号	赵文霞	主任医师
			张照兰	主任医师
			刘晓彦	主任医师
			马素平	主任中医师

续表

所在地	医院名称	医院地址	姓名	职称
广西	广西医科大学第一附属医院	广西南宁市双拥路6号	赖铭裕	主任医院
			唐莲凤	主任医师
			谭至柔	主任医师
			黄振宁	副主任医师
			梁志海	副主任医师
	广西壮族自治区人民医院	广西南宁市桃源路6号	张　国	主任医师
			宋怀宇	主任医师
			梁运啸	主任医师
			梁荣新	主任医师
			覃　柳	副主任医师
	广西中医学院第一附属医院	南宁市东葛路89-9号	韦　新	副主任医师
			石清兰	副主任医师
			莫春梅	副主任医师
			官志杰	副主任医师
			黄晶晶	副主任医师